JN071851

小児IgA腎症
診療ガイドライン
2020

編集

日本小児腎臓病学会
The Japanese Society for Pediatric Nephrology

診断と治療社

刊行にあたって

　本ガイドラインは，日本小児腎臓病学会の事業として，本学会の学術委員会やガイドライン作成委員会のメンバーによって作成されました.

　本ガイドラインは，2007 年に本学会学術委員会小委員会（小児 IgA 腎症治療ガイドライン作成委員会）によって作成・公表された「小児 IgA 腎症治療ガイドライン 1.0 版」の改訂版ですが，今回の改訂に際して，多くの改良点や特徴があります.

　まず，本ガイドラインは，「Minds 診療ガイドライン作成の手引き 2014」および「Minds 診療ガイドライン作成マニュアル 2017」に可能な限り準拠して作成されました. 本ガイドラインで採り上げられた 10 項目のクリニカルクエスチョン（CQ）はいずれも厳選されたものであり，システマティックレビューでエビデンスは評価され，推奨グレード（推奨の強さとエビデンスの強さ）が明確に示されています.

　次に，本ガイドラインでは，移行医療にも十分に配慮していることが特徴の 1 つです. 小児期に発症した IgA 腎症は，軽症例・重症例ともに長期間かつ継続的にフォローアップすることが肝要で，小児科から成人診療科への確実なバトンタッチが必要です. 本ガイドラインでは，作成初期段階から腎臓内科医である藤元昭一教授（日本腎臓学会よりご推薦）にご参画頂いて作成されている点も特筆すべきことであり，藤元先生にはこの場をお借りして心より感謝申し上げます.

　さらに，1974 年に，諸先輩先生方のご尽力によって始まった学校検尿は，わが国が世界に誇る検診システムです. 実際，日本では，小児 IgA 腎症患者の 70 〜 80％ が学校検尿で早期に発見されるのに対し，欧米諸国では 75 〜 85％ の症例は肉眼的血尿で発見されます. この学校検尿による早期発見のメリットを最大限に生かすように，わが国では多くの質の高い治療研究が進められ，数多くのエビデンスが世界に発信されてきました. 本ガイドラインの特徴の 1 つは，これらのエビデンスを真摯に，また謙虚に評価しながら，改訂作業を進めてこられたことです.

　最後に，本ガイドラインは，トピックとして，小児 IgA 腎症の概念と診断，疫学と予後，病理分類・臨床分類，遺伝学的背景，治療総論，移行医療がまとめられています. いずれの項目も最新の知見が，簡潔・明瞭に記述されており，小児腎臓病を専門とする医師のみならず成人の腎臓専門医，さらに一般小児科や成人診療科の先生方の日常診療に大いに役立ち，さまざまな場面で活用されるものと確信しております.

　最後に，本ガイドライン作成にご尽力頂いた作成委員のメンバーや関係者の皆様に心より敬意を表し，また深く感謝申し上げます.

2020 年 3 月

一般社団法人　日本小児腎臓病学会　理事長

服部元史

はじめに

　診療ガイドラインは「診療上の重要度の高い医療行為について，エビデンスのシステマティックレビューとその総体評価，益と害のバランスなどを考量して，患者と医療者の意思決定を支援するために最適と考えられる推奨を提示する文書(福井次矢・山口直人監修『Minds 診療ガイドライン作成の手引き2014』医学書院，2014 年)」と定義されています.

　IgA 腎症はわが国で最も多い慢性糸球体腎炎で，成人では慢性糸球体腎炎の 30% 以上，小児でも20% 以上を占めます．1968 年に Berger らによって報告された当初は，比較的腎機能予後は良好と考えられていましたが，その後の検討では成人例では 20 年で 30% もの患者が末期腎不全に陥ったとの報告もあり，決して楽観できないことが明らかになりました．また日本人小児患者の検討でも 15 年で約10% が慢性腎不全に進行したと報告されています(Yoshikawa N, et al. *Pediatr Nephrol*, 2001)．本症の臨床像はきわめて多彩で，慢性の経過を辿るため，適切なランダム化比較試験による介入研究が困難でコンセンサスの得られた治療指針はありません．しかし小児期発症の IgA 腎症患者に対する不適切な薬物療法は，小児特有の副作用(ステロイドによる成長障害など)を招くため，治療指針の作成は急務でした.

　そのような背景の中，日本小児腎臓病学会は 2007 年に，「小児 IgA 腎症治療ガイドライン 1.0 版」を作成しました(作成委員会委員長：吉川徳茂先生，副委員長：五十嵐隆先生)．それから 10 年以上の月日が経過し，エビデンスの蓄積もあったため，このたび改訂版を作成することとなりました.

　今回のガイドライン作成にあたって 1.0 版からの大きな変更点は 2 点です．まず 1 点目は EBM 普及推進事業 Minds(マインズ)の推奨する診療ガイドラインの作成方法に準拠したことです．すなわち重要な臨床課題から臨床的疑問をあげ，それらに対するエビデンスを収集し，評価するという形式で作成しました．エビデンスの収集にあたっては，PubMed による検索で集積された文献，コクランレビュー等によるシステマティックレビューやその他の総説，および国際的な成書を参照しました．そしてそれらのエビデンスをもとに，作成委員間で議論を重ね，現時点で科学的に妥当と考えられる治療方針を簡潔に示すようにしました．したがって本ガイドラインは本学会に所属する小児腎臓病を専門とする医師のみならず，一般小児科医や内科医の方々の診療にも役立つものと確信しています．もう 1 つの変更点は書籍として出版することです．書籍化によって読みやすさが改善したのではないかと考えています．ただし，ガイドラインに共通して言えることですが，あくまで診療を支援するためのものであり，診療を拘束するものではありません．診療の現場でどのように用いるかは，患者さんやその家族の意向や価値観，医師の専門的知識と経験をもとに判断する必要があります.

　今回の改訂版は日本小児腎臓病学会の学術委員会委員やガイドライン作成委員会委員の献身的な尽力によって発刊に到りました．この場を借りて改めて謝意を表したいと思います．また日本国内でコンセンサスが得られれば，英文化し海外へも発信していく予定です.

　本ガイドラインがわが国の小児 IgA 腎症患者の適切な治療に貢献することを祈念してやみません.

2020 年 3 月

一般社団法人　日本小児腎臓病学会
小児 IgA 腎症診療ガイドライン 2020 作成委員会　作成統括責任者
金子一成

目次

Ⅰ　総　論

Ⅱ　クリニカルクエスチョン（CQ）

▌ 小児 IgA 腎症診療ガイドライン 2020　委員一覧 ▌

◼ 編集

一般社団法人　日本小児腎臓病学会

◼ 作成

作成統括責任者　　金子一成　関西医科大学小児科学教室
作成委員長　　　　野津寛大　神戸大学大学院医学研究科内科系講座小児科学分野
作成副委員長　　　杉本圭相　近畿大学医学部小児科学教室

［ガイドライン統括委員会(50 音順)］

池住洋平　　　　藤田医科大学医学部小児科学
漆原真樹　　　　徳島大学病院小児科
亀井宏一　　　　国立成育医療研究センター腎臓・リウマチ膠原病科
川崎幸彦　　　　札幌医科大学医学部小児科
島　友子　　　　和歌山県立医科大学小児科学教室
杉本圭相　　　　近畿大学医学部小児科学教室
敦賀和志　　　　国立病院機構弘前病院小児科
中西浩一　　　　琉球大学大学院医学研究科育成医学(小児科)講座
野津寛大　　　　神戸大学大学院医学研究科内科系講座小児科学分野
藤永周一郎　　　埼玉県立小児医療センター腎臓科

［診療ガイドライン作成グループ(50 音順)］

漆原真樹　　　　徳島大学病院小児科
岡　政史　　　　国立病院機構嬉野医療センター小児科
岡本孝之　　　　北海道大学大学院医学研究科小児科学分野
亀井宏一　　　　国立成育医療研究センター腎臓・リウマチ膠原病科
川崎幸彦　　　　札幌医科大学医学部小児科
島　友子　　　　和歌山県立医科大学小児科学教室
清水正樹　　　　金沢大学医薬保健研究域医学系小児科
田中征治　　　　久留米大学医学部小児科学講座
敦賀和志　　　　国立病院機構弘前病院小児科
中西浩一　　　　琉球大学大学院医学研究科育成医学(小児科)講座
西山　慶　　　　九州大学病院小児科
野津寛大　　　　神戸大学大学院医学研究科内科系講座小児科学分野
濱田　陸　　　　東京都立小児総合医療センター腎臓内科
平野大志　　　　東京慈恵会医科大学小児科学講座
藤永周一郎　　　埼玉県立小児医療センター腎臓科
山田剛史　　　　新潟大学医歯学総合病院小児科

中川ゆかり　　　患者代表

[システマティックレビューチーム（50音順）]

漆原真樹　　徳島大学病院小児科
岡　政史　　国立病院機構嬉野医療センター小児科
岡本孝之　　北海道大学大学院医学研究科小児科学分野
亀井宏一　　国立成育医療研究センター腎臓・リウマチ膠原病科
島　友子　　和歌山県立医科大学小児科学教室
清水正樹　　金沢大学医薬保健研究域医学系小児科
田中征治　　久留米大学医学部小児科学講座
西山　慶　　九州大学病院小児科
濱田　陸　　東京都立小児総合医療センター腎臓内科
平野大志　　東京慈恵会医科大学小児科学講座
山田剛史　　新潟大学医歯学総合病院小児科

■ 内部評価（査読委員）

高橋昌里　　板橋中央総合病院小児科
香美祥二　　徳島大学医歯薬学研究部小児科学分野

■ 外部評価

藤元昭一　　宮崎大学医学部医学科血液・血管先端医療学講座（日本腎臓学会）

本ガイドラインの作成について

　本ガイドラインにおいては，2007年の「小児IgA腎症治療ガイドライン1.0版」作成以来，長期にわたって更新されてこなかった現状をふまえ，日本小児腎臓病学会学術委員会の任務として改訂版の作成に至った．

1 本ガイドラインの目的 ‥‥‥‥‥‥‥‥‥‥‥‥‥‥‥‥‥‥‥‥‥‥‥‥‥‥‥‥‥‥‥‥

　小児IgA腎症は，わが国の小児期発症慢性腎炎で最も頻度の高い疾患である．本疾患の管理の向上を目指し，2007年に1.0版が作成された．しかしその後，10年以上が経ち，たくさんの新しいエビデンスが蓄積されている．本疾患の診断には腎生検が必要であり，その診断結果がその後の治療へとつながることから，基本的には小児腎臓病を専門とする医師による治療が行われるべきである．しかし，地域性から，成人腎臓専門医や小児腎臓病診療経験の少ない小児科医による治療が行われることもあると考えられる．そのような場合においてもこれまでの蓄積されたエビデンスレベルをもとに基本的治療方針を明示し，日本全国において地域差なく均一な治療が行われることを支援することが本ガイドラインの目的である．

2 本ガイドラインの作成手順 ‥‥‥‥‥‥‥‥‥‥‥‥‥‥‥‥‥‥‥‥‥‥‥‥‥‥‥‥‥‥

　本ガイドラインは「Minds診療ガイドライン作成の手引き2014」および「Minds診療ガイドライン作成マニュアル2017」に可能な限り準拠して作成を行った．それらの手引きに従い，ガイドライン統括委員会，ガイドライン作成チーム，システマティックレビューチームを編成した．これらの作成メンバーは小児の腎臓を専門とする医師を中心に編成した．さらに日本腎臓学会より外部評価委員の推薦を仰ぐとともに，患者の方にも参加いただき，意見をいただいた．システマティックレビューにおいては，スコープに従い各クリニカルクエスチョン（CQ）に対するキーワードを設定後，日本医学図書館協会に依頼し，検索式の作成および網羅的かつ系統的文献検索を行った．その疾患の頻度，公表論文の多さから，データベースはおもにPubMedを用い，英語論文を中心に検索を行った．検索対象期間は2019年4月までである．しかし，作成過程において新たに公表された文献も存在したため，必要に応じてその後の文献も評価の対象とした．また，必要に応じてハンドサーチも行い，適宜必要と考えられる文献を追加した．

　小児IgA腎症は比較的頻度の高い疾患であり，CQは治療および移行医療において設定した．CQにおいては冒頭にステートメントと推奨グレード（表）を示し，解説の中でその根拠をエビデンスに基づき記載した．本ガイドライン作成委員すべてが草案に目を通し，最終案

を作成した．また，内部評価委員 2 名(日本小児腎臓病学会)，外部評価委員 1 名(日本腎臓学会)の評価を受けた．さらに日本小児腎臓病学会ウェブサイトに公開し，パブリックコメントを募集した．これらにより，必要に応じてガイドラインの追記・修正を行い確定した．

表　推奨グレード

推奨の強さ	
1	強く推奨する
2	弱く推奨する
エビデンス総体の強さ	
A（強）	効果の推定値に強く確信がある
B（中）	効果の推定値に中程度の確信がある
C（弱）	効果の推定値に対する確信は限定的である
D（とても弱い）	効果の推定値がほとんど確信できない

3　本書の構成

本ガイドラインはトピックとして小児 IgA 腎症の概念と診断，疫学と予後，病理分類・臨床分類，遺伝学的背景，治療総論，移行医療に関して記載し，さらに，治療に関して CQ1 ～ 10 を設定しステートメント，推奨グレード，エビデンスの要約と解説を掲載した．

4　利益相反について

本ガイドラインの作成資金はすべて日本小児腎臓病学会から支出された．支出先は日本医学図書館協会に支払った文献検索費用と，委員会開催時の会場費のみであり，その他の資金の支出は一切ない．作成に関わったメンバーの利益相反については日本小児腎臓病学会の規定に従い，以下の通り開示する．

金子一成：①無し，②無し，③無し，④無し，⑤無し，⑥無し，⑦有り(2016 年：帝人ファーマ株式会社，アステラス製薬株式会社，医療法人河内友紘会河内総合病院，2017 年：アステラス製薬株式会社，医療法人河内友紘会河内総合病院，2018 年：医療法人河内友紘会河内総合病院)，⑧無し，⑨無し．

野津寛大：①無し，②無し，③無し，④無し，⑤無し，⑥無し，⑦無し，⑧無し，⑨無し．

杉本圭相：①無し，②無し，③無し，④無し，⑤無し，⑥無し，⑦無し，⑧無し，⑨無し．

池住洋平：①無し，②無し，③無し，④無し，⑤無し，⑥無し，⑦無し，⑧無し，⑨無し．

漆原真樹：①無し，②無し，③無し，④無し，⑤無し，⑥無し，⑦無し，⑧無し，⑨無し．

亀井宏一：①無し，②無し，③無し，④無し，⑤無し，⑥ 2019 年度：テルモ生命医学研究振興財団，⑦ 2019 年：小野薬品工業株式会社，⑧無し，⑨無し．

川崎幸彦：①無し，②無し，③無し，④無し，⑤無し，⑥無し，⑦無し，⑧無し，⑨無し．

島　友子：①無し，②無し，③無し，④無し，⑤無し，⑥無し，⑦無し，⑧無し，⑨無し．

敦賀和志：①無し，②無し，③無し，④無し，⑤無し，⑥無し，⑦無し，⑧無し，⑨無し．

中西浩一：①無し，②無し，③無し，④無し，⑤無し，⑥無し，⑦無し，⑧無し，⑨無し．

藤永周一郎：①無し，②無し，③無し，④無し，⑤無し，⑥無し，⑦無し，⑧無し，⑨無し．

岡　政史：①無し，②無し，③無し，④無し，⑤無し，⑥無し，⑦無し，⑧無し，⑨無し．

岡本孝之：①無し，②無し，③無し，④無し，⑤無し，⑥無し，⑦無し，⑧無し，⑨無し.

清水正樹：①無し，②無し，③無し，④無し，⑤無し，⑥無し，⑦無し，⑧無し，⑨無し.

田中征治：①無し，②無し，③無し，④無し，⑤無し，⑥無し，⑦無し，⑧無し，⑨無し.

西山　慶：①無し，②無し，③無し，④無し，⑤無し，⑥無し，⑦無し，⑧無し，⑨無し.

濱田　陸：①無し，②無し，③無し，④無し，⑤無し，⑥無し，⑦無し，⑧無し，⑨無し.

平野大志：①無し，②無し，③無し，④無し，⑤無し，⑥無し，⑦無し，⑧無し，⑨無し.

山田剛史：①無し，②無し，③無し，④無し，⑤無し，⑥無し，⑦無し，⑧無し，⑨無し.

中川ゆかり：①無し，②無し，③無し，④無し，⑤無し，⑥無し，⑦無し，⑧無し，⑨無し.

高橋昌里：①無し，②無し，③無し，④無し，⑤無し，⑥無し，⑦無し，⑧無し，⑨無し.

香美祥二：①無し，②無し，③無し，④無し，⑤無し，⑥無し，⑦無し，⑧無し，⑨無し.

藤元昭一：①無し，②無し，③無し，④2016年度：中外製薬株式会社，2017年度：中外製薬株式会社，2018年度：中外製薬株式会社，⑤無し，⑥2018年度：旭化成メディカル株式会社，2019年度：旭化成メディカル株式会社，⑦2016年度：中外製薬株式会社，医療法人友愛会野尻中央病院，医療法人健腎会おがわクリニック，小野薬品工業株式会社，2017年度：中外製薬株式会社，医療法人友愛会野尻中央病院，医療法人健腎会おがわクリニック，2018年度：中外製薬株式会社，医療法人友愛会野尻中央病院，医療法人健腎会おがわクリニック，小野薬品工業株式会社，⑧無し，⑨無し.

①～⑨の項目内容：

①企業や営利を目的とした団体の役員，顧問職の有無と報酬（年間100万円以上）.

②株式の保有と株式による利益（年間100万円以上），あるいは当該全株式の5％以上の所有の有無.

③企業や営利を目的とした団体からの知的財産権の対価として支払われた報酬（1件あたり年間100万円以上）.

④企業や営利を目的とした団体から，会議の出席（発表，助言など）に対し，拘束した時間・労力に対して支払われた日当（講演料等）（1つの企業・団体からの年間50万円以上）.

⑤企業や営利を目的とした団体から，パンフレット，座談会記事等の執筆に対して支払われた原稿料等（1つの企業・団体から年間50万円以上）.

⑥企業や営利を目的とした団体から提供された研究費（1つの企業・団体から申告者個人または申告者が所属する部局（講座・分野）あるいは申告者が長となっている部局に割り当てられた総額が年間100万円以上）.

⑦企業や営利を目的とした団体から提供された奨学（奨励）寄附金（1つの企業・団体から年間100万円以上）.

⑧企業や営利を目的とした団体が提供する寄附講座に申告者が所属している場合.

⑨研究と直接無関係な旅行・贈答品等の提供（1つの企業・団体から年間5万円以上）.

5 今後の予定

本ガイドラインは書籍発行から1年後を目処に日本小児腎臓病学会のウェブサイトに公開予定である．また新たに蓄積されたエビデンスを反映させるためおよそ5年を目処に改訂する予定である.

6 本ガイドラインの使い方 ……………………………………………………………………

　Minds においては診療ガイドラインは「診療上の重要度の高い医療行為について，エビデンスのシステマティックレビューとその総体評価，益と害のバランスなどを考量して，患者と医療者の意思決定を支援するために最適と考えられる推奨を提示する文書」と定義されている．すなわち，患者にとって最良の治療法を選択することを手助けするためのツールである．今回のテーマである「小児 IgA 腎症」においては，必ずしもエビデンスレベルの高い情報のみでなく，経験に基づくものも含まれている．

　ガイドラインは個々の医療者の経験に基づく治療法を否定するものではない．本ガイドラインについても，記載内容を使用者自身が吟味して，自らの経験および，患者特有の状態を加味して最善と考えられる治療法が選択されるべきである．

　薬剤に関しては，そのほとんどが適応外使用であり，実際の使用にあたっては，薬剤の特性，副作用を十分に理解し，慎重に用いることが望まれる．また，それらの点に関して，患者やその家族との情報共有が重要である．

CQ・推奨一覧

CQ1	小児 IgA 腎症患者にレニン・アンジオテンシン系（RA 系）阻害薬を使用することが推奨されるか？	推奨グレード
	小児 IgA 腎症患者にレニン・アンジオテンシン系（RA 系）阻害薬の投与を推奨する．	**1B**

CQ2	小児 IgA 腎症患者で組織学的および臨床的軽症例においてステロイド薬（＋免疫抑制薬）を使用することが推奨されるか？	推奨グレード
	組織学的および臨床的軽症小児 IgA 腎症例に対する標準治療としてステロイド薬の使用は推奨されない．ただし，レニン・アンジオテンシン系（RA 系）阻害薬不応例においてその導入時期の検討が今後の課題である．	**1C**

CQ3	小児 IgA 腎症患者で組織学的および臨床的軽症例において口蓋扁桃摘出術（＋ステロイドパルス療法）が推奨されるか？	推奨グレード
	組織学的および臨床的軽症小児 IgA 腎症例に対する標準治療として口蓋扁桃摘出術（＋ステロイドパルス療法）は推奨されない．	**1D**

CQ4	小児 IgA 腎症患者で組織学的または臨床的重症例においてステロイド薬を使用することが推奨されるか？	推奨グレード
	組織学的または臨床的重症小児 IgA 腎症例に対して，ステロイド薬を投与することを推奨する．ただし，ステロイド薬単独による治療は多剤併用療法にその有効性で劣る．	**1C**

CQ5	小児 IgA 腎症患者で組織学的または臨床的重症例においてステロイド薬および免疫抑制薬等による多剤併用療法が推奨されるか？	推奨グレード
	組織学的または臨床的重症小児 IgA 腎症例に対して，ステロイド薬と免疫抑制薬等を用いた多剤併用療法を行うことを推奨する． 免疫抑制薬にはアザチオプリンまたはミゾリビンの使用を推奨する．	**1B**

CQ6	小児 IgA 腎症患者で組織学的または臨床的重症例においてステロイドパルス療法は推奨されるか？	推奨 グレード
	組織学的または臨床的重症小児 IgA 腎症例に対して，ステロイドパルス療法は有効である可能性があり，多剤併用療法施行例で効果が十分でない場合は治療選択肢として検討してもよい．	**2C**

CQ7	小児 IgA 腎症患者で組織学的または臨床的重症例においてステロイドパルス療法と口蓋扁桃摘出術の併用は推奨されるか？	推奨 グレード
	組織学的または臨床的重症小児 IgA 腎症例に対して，ステロイドパルス療法と口蓋扁桃摘出術の併用は，多剤併用療法と同等の効果があるとの報告があり，多剤併用療法施行例で効果が十分でない場合や，反復性扁桃炎を有する患者では治療選択肢として検討してもよい．	**2C**

CQ8	小児 IgA 腎症患者に運動制限は推奨されるか？	推奨 グレード
	小児 IgA 腎症患者において一律に運動制限をしないことを推奨する．	**1C**

CQ9	小児 IgA 腎症患者に食事制限は推奨されるか？	推奨 グレード
	小児 IgA 腎症患者に対する食事制限は行わないことを推奨する．	**1C**

CQ10	小児 IgA 腎症患者に対して成人後は成人診療科への移行が推奨されるか？	推奨 グレード
	小児 IgA 腎症患者が成人した際には成人診療科への転科を推奨する．	**1C**

巻頭ページ

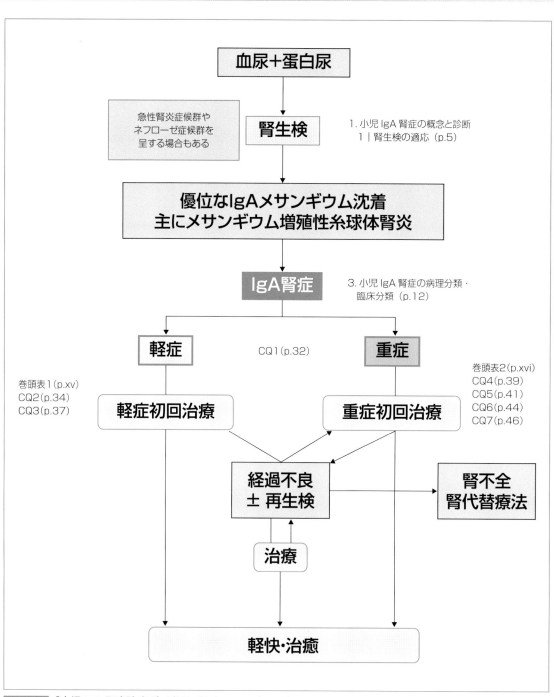

血尿＋蛋白尿

↓

急性腎炎症候群や
ネフローゼ症候群を
呈する場合もある

腎生検

1. 小児 IgA 腎症の概念と診断
1｜腎生検の適応（p.5）

↓

優位なIgAメサンギウム沈着
主にメサンギウム増殖性糸球体腎炎

↓

IgA腎症

3. 小児 IgA 腎症の病理分類・
臨床分類（p.12）

軽症　　　CQ1(p.32)　　　重症

巻頭表1(p.xv)
CQ2(p.34)
CQ3(p.37)

巻頭表2(p.xvi)
CQ4(p.39)
CQ5(p.41)
CQ6(p.44)
CQ7(p.46)

軽症初回治療　　　重症初回治療

経過不良
± 再生検

腎不全
腎代替療法

治療

軽快・治癒

巻頭図 「小児 IgA 腎症診療ガイドライン」フローチャート

巻頭表1 小児 IgA 腎症軽症例の治療例

軽症例の定義

下記のすべてを満たすものとする

臨床症状

軽度蛋白尿（早朝尿蛋白 / クレアチニン比が 1.0 未満）かつ腎機能正常（eGFR 90 mL/min/1.73 m^2 以上）

病理組織像

メサンギウム細胞増多，半月体形成，癒着，硬化病変のいずれかの所見を有する糸球体が全糸球体の 80% 未満*，かつ半月体形成を認める糸球体が 30% 未満であるもの

治療指針

以下を原則 2 年間投与する．ただし，蛋白尿などの経過により適宜治療の変更を考慮する**

薬物投与量は身長をもとにした標準体重により計算する

アンジオテンシン変換酵素（ACE）阻害薬

リシノプリル 0.4 mg/kg/day 分 1（最大：20 mg/day）（注 1，2）

注 1：リシノプリル添付文書に従い 0.07 mg/kg で開始し副作用に注意しながら増量する．催奇形性があるので，妊娠可能年齢になった女児には十分に説明を行い，挙児希望がある場合は投与を中止すること

注 2：本治療例に示された薬剤は IgA 腎症治療において保険適応外であることに注意を要する

* 本治療の根拠となった小児 IgA 腎症治療研究会の臨床試験は WHO の組織分類に基づき施行されており，80% 以上を「びまん性」重症，80% 未満を「巣状」軽症と定義していた．近年頻用される病理分類では 50% を「びまん性」と「巣状」の境界としている．

** 治療効果が十分でないと考えられる症例における治療変更については「5. 小児 IgA 腎症の治療総論」（p.19 〜）を参照．

巻頭表2 小児 IgA 腎症重症例の治療例

重症例の定義

下記のいずれか 1 つを満たすものとする

臨床症状

高度蛋白尿（早朝尿蛋白 / クレアチニン比として 1.0 以上）または腎機能低下（eGFR90 mL/min/1.73 m² 未満）

病理組織像

メサンギウム細胞増多，半月体形成，癒着，硬化病変のいずれかの所見を有する糸球体が全糸球体の 80% 以上*，または半月体形成が全糸球体の 30% 以上であるもの

急速進行性腎炎症候群を示す例はこの治療例の対象ではない

治療指針（注 1）

治療はステロイド薬，免疫抑制薬，アンジオテンシン変換酵素（ACE）阻害薬を用いた 2 年間の多剤併用療法とする

本治療の実施には，腎臓専門医と十分相談すること

薬物投与量は身長をもとにした標準体重により計算する

ステロイド薬

プレドニゾロン内服

1) 2 mg/kg/day 分 3（最大：60 mg/day），連日投与，4 週間

2) その後，2 mg/kg 分 1，隔日投与とし，以後漸減中止

投与期間は原則 2 年間とする

1) 及び 2) の投与スケジュールは以下を参考にする：2 mg/kg/day（最大 60 mg/）分 3 連日 4 週間，2 mg/kg 分 1 隔日 4 週間，1.5 mg/kg 分 1 隔日 4 週間，1 mg/kg 分 1 隔日 9 か月，0.5 mg/kg 分 1 隔日 12 か月

免疫抑制薬

ミゾリビン 4 mg/kg 分 1（最大：150 mg/day），原則 2 年間（注 2）

アンジオテンシン変換酵素（ACE）阻害薬 **

リシノプリル 0.4 mg/kg/day 分 1（最大：20 mg/day），原則 2 年間（注 3）

注 1：本治療例に示された薬剤は IgA 腎症治療において保険適応外であることに注意を要する

注 2：催奇形性があるので，妊娠可能年齢になった女児には十分に説明を行い，挙児希望がある場合は投与を中止すること

注 3：リシノプリル添付文書に従い 0.07 mg/kg で開始し副作用に注意しながら増量する．催奇形性があるので，妊娠可能年齢になった女児には十分に説明を行い，挙児希望がある場合は投与を中止すること

* 本治療の根拠となった小児 IgA 腎症治療研究会の臨床試験は WHO の組織分類に基づき施行されており，80% 以上を「びまん性」重症，80% 未満を「巣状」軽症と定義していた．近年頻用される病理分類では 50% を「びまん性」と「巣状」の境界としている．

**「小児 IgA 腎症治療ガイドライン 1.0 版」では，免疫抑制薬アザチオプリンおよび抗凝固薬（ワーファリン）と抗血小板薬（ジピリダモール）の記載があったが，本治療例においては削除した．その理由については「5. 小児 IgA 腎症の治療総論」（p.19 〜）を参照．ただし，これらの使用を否定するものではない．

I 総　論

1 小児 IgA 腎症の概念と診断

要約

IgA 腎症は IgA を主体とした糸球体メサンギウム領域への特異的沈着に加え，メサンギウム細胞増多や基質増生を認める最も頻度の高い慢性糸球体腎炎である．確定診断には腎生検が必須で，ループス腎炎，紫斑病性腎炎などの全身性疾患を伴うことなく糸球体メサンギウムに IgA が最も強く沈着することが IgA 腎症の診断の要となる．

1 疾患概念

IgA 腎症は，IgA を主体とする免疫グロブリンの糸球体メサンギウム領域への特異的沈着に加え，メサンギウム細胞増多や基質増生を認める最も頻度の高い慢性糸球体腎炎である．1967 年 Berger らが IgA がメサンギウム領域に優位に染色され IgA の沈着物に対応して電子顕微鏡的に electron dense deposits を認める腎炎を提唱したのが初めての報告となる[1]．当初は予後良好な腎炎と考えられていたが，その後の経過観察により腎不全に進展する症例の報告も散見され，必ずしも予後良好な疾患とはいえないことが判明した．

2 病因・病態生理

1 病因総論

発症要因はいまだ明らかではないが，IgA ヒンジ部の糖鎖不全を有するような遺伝的背景に加え，食物あるいは細菌，ウイルス感染などの抗原刺激により活性化された T 細胞が過剰な IgA の抗体産生を起こし，高分子 IgA1 糖鎖不全免疫複合体が形成され，これが糸球体に沈着することによって炎症が惹起されると考えられている[2,3]．本症では腎移植をしても約半数が再発すること，白血病の合併例に骨髄移植を施行することで本症の寛解がみられた例があること，上気道炎罹患後の本症の増悪がみられることがあることなどから病因に全身，特に粘膜や骨髄での IgA 免疫系の異常があることが推察される．

2 IgA 分子異常

ヒト IgA には IgA1 と IgA2 の 2 つのサブタイプがあるが，本症患児では IgA1 が糸球体に優位に沈着している．この IgA1 のヒンジ部には，他の血清蛋白ではない O 結合型糖鎖が集簇結合しているが，本症患児の血清中あるいは糸球体抽出 IgA1 ではガラクトースが欠損した O 結合型糖鎖を有する糖鎖不全 IgA1（ガラクトース欠損 IgA1，galactose-deficient IgA1：

Gd-IgA1）が増加しており，病因との関連性が示唆されてきた[4,5]．IgA1 ヒンジ部には 9 か所の O 結合型糖鎖結合部位があり，通常その 3 ～ 6 か所の特定部位に O 結合型糖鎖が結合している．この糖鎖化は IgA1 分泌形質細胞のゴルジ装置内で各糖鎖転移酵素群にて段階的に行われる．ヒンジ部に存在する 3 ～ 6 か所の O 結合型糖鎖のうち，シアル酸（NeuAc），ガラクトースが欠損し末端 N- アセチルガラクトサミン（GalNAc）が露出したものは糖鎖不全 IgA1 とよばれる．糖鎖不全 IgA1 の形成機序としては，O 結合型糖鎖形成過程での何らかの糖転移酵素の量的・質的異常といった内因性因子の関与[6]や糖転移酵素産生分泌後，一部の細菌やウイルスにより分泌される各種グリコシターゼ（糖蛋白の糖鎖を切断する酵素）による外因性の機序が考えられている[7]．さらに糸球体への沈着機序としては，糖鎖不全 IgA1 が分子脆弱性であるため凝集高分子 IgA1 を形成し糸球体に沈着しやすいこと，ヒンジ部でシアル酸やガラクトースの減少により露出した N-GalNac 残基に対する IgG 抗体が形成されることや糖鎖異常により IgA1 がメサンギウム基質と粘着性を生じて沈着しやすいことなどがあげられる[2~8]．

3 | 粘膜免疫における IgA 産生機構とその異常

分泌型 IgA 産生には，粘膜への侵入抗原を認識し，抗原特異的 IgA 免疫応答を誘導する粘膜の誘導組織（二次リンパ組織）と感作された T 細胞によって抗原防御反応が行われる実効組織（非リンパ組織）およびこれら組織間を橋渡しする粘膜免疫循環帰巣経路（common mucosal immune system：CMIS）が関連している．消化管や鼻腔などの粘膜リンパ組織では，IgM 産生ナイーブ B 細胞による抗原認識後に IgA 産生 B 細胞は IgA 産生形質芽細胞に分化し，CMIS により鼻腔，気道，消化器，泌尿生殖器の上皮細胞層や粘膜固有および腺組織に移行し，そこで IgA 生産性形質細胞へ終末分化が行われ，分泌型 IgA を産生する．このシステムによって，広範な粘膜組織への病原体の侵入を防御している[9,10]．

本症では前述した糖鎖不全 IgA1 を形成する遺伝的背景に加え，粘膜関連リンパ組織において食物，自己抗原あるいは細菌，ウイルス感染などの外来抗原の曝露が T 細胞や B 細胞を活性化し IgA 免疫複合体の形成やサイトカインの産生が誘導されると推察されている（図1）．これらの免疫異常にて過剰な IgA の抗体産生が生じ，高分子 IgA1 糖鎖不全免疫複合体が形成され，これが糸球体に沈着し炎症が惹起されると考えられる．

4 | 免疫複合体による腎炎惹起機序

これら高分子 IgA1 糖鎖不全免疫複合体が，糸球体に沈着すると補体やメサンギウム細胞が活性化し組織障害を起こす．補体活性化経路中，IgA と関連する経路はレクチン経路と第2 経路の両経路であり，それぞれ白血球遊走因子や membrane attack complex を介して腎障害を進展させる[2]．本症の約 25％ にレクチン経路の関与が強い症例が認められるが，これらの症例では一日蛋白尿量が多く，腎組織障害も高度で腎機能低下例が多いことが知られている[11]．また，IgA 免疫複合体が糸球体メサンギウムに沈着するとメサンギウム細胞の Ca 濃度を上昇させ NFκB へのシグナル伝達が進み，メサンギウム細胞は活性化し，a-smooth muscle actin（a-SMA）を発現し筋線維芽細胞様細胞となり血小板活性化因子（PAF），インターロイキン（IL）-1β，IL-6，腫瘍壊死因子（TNF）-a，IL-8，トランスフォーミング増殖因子（TGF）-βなどのサイトカインやケモカインが放出される．このような経路を介してメサンギウム増

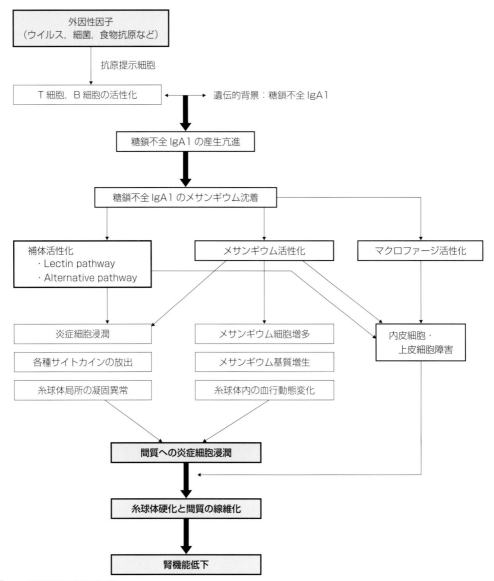

図1 IgA腎症発症進展過程

殖性糸球体腎炎が惹起され，糸球体基底膜の透過性亢進や上皮細胞障害が生じる．浸潤した炎症細胞は，蛋白融解酵素を産生，放出し，内皮細胞障害や基底膜の断裂を生じる．これらにより血尿や蛋白尿を呈する．糸球体血管腔の減少とともに，腎血流量は減少し腎機能は低下し高血圧が生じる．炎症がさらに進展すれば細胞外基質の亢進を介して硬化病変へと進行する（図1）．

3 小児IgA腎症の診断

本症の発見動機としては，無症候性血尿・蛋白尿にて発症することが多く，70～80%の症例が学校検尿によって気づかれるが，15～20%の症例は感染を契機に肉眼的血尿を呈し

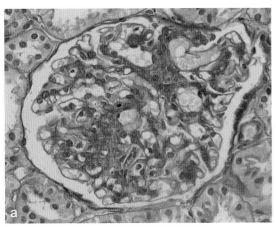 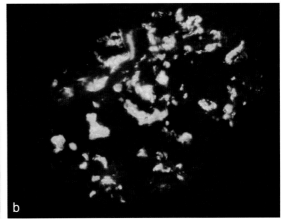

図2 IgA 腎症の腎生検組織
a：光学顕微鏡所見．メサンギウム細胞増多と基質の増生を認める (PAS 染色 400 倍)
b：蛍光抗体法．メサンギウム領域に IgA 沈着を認める (400 倍)

て発見される [12]．また，10% の症例は高血圧・腎機能低下を伴う急性腎炎症候群や高度蛋白尿とその結果起こる浮腫にて急性発症する [2]．学校検尿のない欧米諸国では検尿で発見される症例は全体の 15% 前後で，75 〜 85% の症例は肉眼的血尿で発見されわが国と発見動機が異なる．

　検尿検査ではほぼ全例が血尿を呈し，蛋白尿や円柱も高頻度にみられる．血清 IgA 値の上昇は小児の約 15 〜 30% の症例で認められる [13]．また，Gd-IgA1 の血清濃度の上昇が認められ，その程度が腎予後や疾患活動性と相関することが明らかになった．さらに，腎糸球体に沈着する IgA の大部分が血清由来の Gd-IgA1 であることが判明し，これら病因に基づく分子をバイオマーカーとして利用した診断やスクリーニングが開発されている [14]．血清補体価，抗 DNA 抗体，ASO 値は正常である．

　確定診断には腎生検が必須である．組織学的特徴は，光学顕微鏡所見におけるメサンギウム細胞増多と基質の様々な程度の増生を病変の主体とし(図 2-a)，半月体形成，分節性糸球体硬化，糸球体の Bowman 嚢への癒着などがみられることがある．尿細管萎縮，間質の細胞浸潤，線維化などの間質病変を認める場合は予後不良のことが多い．蛍光抗体法では，主としてメサンギウム領域に，一部は糸球体血管係蹄壁に IgA が最も強く沈着する(図 2-b)．電子顕微鏡ではメサンギウム領域の高電子密度物質の沈着が認められる．しかし，IgA のメサンギウム領域へのびまん性沈着は，全身性エリテマトーデス，紫斑病性腎炎，慢性肝疾患などの全身性疾患でもみられるため，これらの全身性疾患を除外して診断する．

1 │ 腎生検の適応

　血尿単独陽性例では，原則的に腎生検の適応にならないが，反復する肉眼的血尿がある場合には腎生検を考慮する．蛋白尿(早朝尿蛋白 / クレアチニン比 0.15 g/gCr 以上．1.0 版では早朝尿蛋白 / クレアチニン比 0.20 g/gCr 以上と記載していたが，KDIGO 診療ガイドラインにおける尿蛋白の定義：「早朝尿蛋白 / クレアチニン比 0.15 g/gCr 以上」に従い，本改訂版では 0.15 以上を推奨することとした)・血尿両者が 6 か月以上持続する場合は腎生検の適応であ

り，高度蛋白尿，ネフローゼ症候群や高血圧，腎機能低下合併例ではより早期に施行する必要がある．IgA 腎症の大部分は血尿を呈するが，まれに蛋白尿単独症例において IgA 腎症と診断されることがある．これらは疾患活動期には血尿を伴っており，疾患活動性が低下した際に蛋白尿のみ残存した場合などが想定される．蛋白尿単独陽性例では，一般的な腎生検の適応と同様ととらえ，尿濃縮による尿蛋白陽性，体位性蛋白尿，低分子蛋白尿を否定し早朝第一尿で尿蛋白／クレアチニン比 0.5 g/gCr 以上が 3 か月以上持続する場合は腎生検の適応となる．

■■■○ 参考にした二次資料

a）丸山彰一（監），厚生労働科学研究費補助金難治性疾患等政策研究事業（難治性疾患政策研究事業）難治性腎疾患に関する調査研究班（編）．自然経過．疫学．エビデンスに基づく IgA 腎症診療ガイドライン 2017．東京医学社：66-69，2017

■■■○ 文献

1）Berger J, Hinglais N. Les depots intercapillaireis d'IgA-IgG. J Urol Nephrol 74: 694-695, 1968

2）Wyatt RJ, Julian BA. IgA nephropathy. N Engl J Med 368: 2402-2414, 2013

3）Rauen T, Floege J. Inflammation in IgA nephropathy. Pediatr Nephrol 32: 2215-2224, 2017

4）Shimozato S, Hiki Y, Odani H, et al. Serum under-galactosylated IgA1 is increased in Japanese patients with IgA nephropathy. Nephrol Dial Transplant 23: 1931-1939, 2008

5）Suzuki H, Moldoveanu Z, Hall S, et al. IgA1-secreting cell lines from patients with IgA nephropathy produce aberrantly glycosylated IgA1. J Clin Invest 118: 629-639, 2008

6）Raska M, Moldoveanu Z, Suzuki H, et al. Identification and characterization of CMP-NeuAc:GalNAc-IgA1 alpha2,6-sialyltransferase in IgA1-producing cells. J Mol Biol 369: 69-78, 2007

7）Chintalacharuvu SR, Emancipator SN. The glycosylation of IgA produced by murine B cells is altered by Th2 cytokines. J Immunol 159: 2327-2333, 1997

8）Kokubo T, Hiki Y, Iwase H, et al. Protective role of IgA1 glycans against IgA1 self-aggregation and adhesion to extracellular matrix proteins. J Am Soc Nephrol 9: 2048-2054, 1998

9）Kunisawa J, Nochi T, Kiyono H. Immunological commonalities and distinctions between airway and digestive immunity. Trends Immunol 29: 505-513, 2008

10）Kunkel EJ, Butcher EC. Plasma-cell homing. Nat Rev Immunol 3: 822-829, 2003

11）Roos A, Rastaldi MP, Calvaresi N,et al. Glomerular activation of the lectin pathway of complement in IgA nephropathy is associated with more severe renal disease. J Am Soc Nephrol 17: 1724-1734, 2006

12）Nozawa R, Suzuki J, Takahashi A, et al. Clinicopathological features and the prognosis of IgA nephropathy in Japanese children on long-term observation. Clin Nephrol 64: 171-179, 2005

13）Yoshikawa N, Ito H, Nakamura H. IgA nephropathy in children from Japan. Clinical and pathological features. Child Nephrol Urol 9: 191-199, 1988

14）鈴木祐介．質疑応答 プロからプロへ 新規バイオマーカーの開発と IgA 腎症診断への臨床応用．日本医事新報 4839：57-58, 2017

2　小児 IgA 腎症の疫学と予後

要約

　IgA 腎症は，わが国では最も発症頻度の高い慢性糸球体腎炎であり小児期の発症頻度は 10 万人あたり 4.5〜9.9 人 / 年で，女児より男児が多い.

　小児期発症例の 10 年腎生存率は 90% 以上と，成人例より良好であるが，蛋白尿が持続する場合は末期腎不全へ移行する可能性があり，注意深い経過観察が必要である.

1　日本腎臓学会・腎臓病総合レジストリー調査

　IgA 腎症は，わが国において小児，成人ともに最も頻度の高い慢性糸球体腎炎である. 2007 年より開始された日本腎臓学会による腎生検レジストリー(Japan Renal Biopsy Registry: J-RBR)によると，2016 年までに 31,400 例が登録されており，うち 9,454 例(30%)が IgA 腎症と診断されていた[1]. 診断時の年齢分布において，女性では 30 歳代にピークを認めるが，男性では 10 〜 60 歳代にかけて均等に分布していた. 全登録患者の男女比は 1.05 とほとんど差がなかったが，小児患者を含む 20 歳未満では男性比率が 1.87 〜 1.19 と高かった.

2　小児 IgA 腎症の発症率

　米子市(調査期間 1983 〜 1999 年)，新潟市(1993 〜 2006 年)，西宮市(2003 〜 2012 年)で 15 歳以下の小児を対象とした疫学調査において，小児 IgA 腎症の発症頻度は，それぞれ 4.5 人，5.4 人，9.9 人 /10 万人 / 年と報告されている[2~4]. これらの発症頻度は，米国ケンタッキー州における発症頻度(1985 〜 1994 年)の約 10 倍(0 〜 9 歳，10 〜 19 歳，それぞれ 3.2 〜 5.6 人，6.1 〜 10.2 人 /100 万人 / 年)であった[5]. わが国において小児 IgA 腎症の発症頻度が高い理由としては，地域差や人種差に加えて学校検尿の存在と腎生検の適応が異なることが推測される[6,7]. すなわち IgA 腎症は日本人を含む東アジア人に多く発症することが知られており，また，一方で，北米では 50% 以上が肉眼的血尿で発見され腎生検の適応は高度蛋白尿か腎機能障害であるが，わが国では 70% 以上(上記の米子市，新潟市，西宮市の調査でそれぞれ 70，76，78%)が学校検尿等で無症候性血尿，蛋白尿として発見され腎生検が施行されるため疫学調査における発症率が高い一因であると考えられる[2~4].

3　小児 IgA 腎症の長期腎生存率と自然治癒率

　小児 IgA 腎症の長期腎生存率を示した報告を表 1 に示す[8~14]が，長期に観察すればするほど腎不全へ移行する割合が増加するため，必ずしも生涯にわたり予後良好な疾患とはいえ

表1 小児 IgA 腎症の長期腎生存率（解析を元にした予測値を含む）

著者（国）	症例	発症時年齢 腎生検時年齢	平均観察期間 （起点）	10年	15年	20年	治療歴
Kusumoto（日本）	98名 ＜15歳	12歳 21歳	12年 （発症時）	95%		82%	不明
Wyatt（米国）	103名 ＜18歳	10.3歳 11.2歳	8.5年 （腎生検時）	87%	82%	70%	ステロイド薬　24名
Nozawa（日本）	181名 ＜15歳	11歳 11.9歳	7.3年 （腎生検時）	92%		89%	多剤併用療法58名 抗血小板薬　123名
Ronkainen （フィンランド）	55名 ＜18歳	13.8歳 14.8歳	18.7年 （発症時）	93%	90%	87%	ステロイド薬　3名 シクロホスファミド　1名
Hastings（米国）	67名 ＜18歳	不明 10.8歳	9.3年 （腎生検時）	91%		80%	不明
Halling （スウェーデン）	99名 ＜18歳	12歳 13.6歳	13年 （発症時）	86%			ステロイド薬　11名 シクロホスファミド　7名 RA系阻害薬　31名
Kamei（日本）	100名 ＜15歳	10.1歳 11.6歳	11.8年 （腎生検時）	90%	90%	80%	ステロイド薬　25名 ステロイド薬以外　59名

ない．小児発症群の10年腎生存率は，成人発症群と比較して良好（86～95% vs 80～85%）であったが，小児患者では，診断時の高血圧や腎機能障害の合併頻度が低く，初回腎組織像において慢性病変の程度も軽いことが指摘されている．したがって小児患者の腎予後が良好なのは，学校検尿や若年者に多い肉眼的血尿により早期発見，早期治療されるためであり，両者の長期腎生存率の差は単なる lead-time bias の可能性がある．一方，発症早期の同時期に腎生検を行った場合でも，小児患者は成人患者よりメサンギウム基質の増生や間質線維化といった慢性病変が有意に軽度という報告もある[15]．したがって小児期に発症する IgA 腎症はより軽症である可能性も否定できない．

　Kusumoto らはわが国における調査で，成人発症群と比較して小児発症群（＜15歳）の10年腎生存率は有意に高い（95 vs 80%）ことを報告した[8]．小児発症群は，成人発症群より高血圧合併頻度は低いものの，合併した場合の腎生存率は不良であった．一方，米国の Wyatt らの報告では，小児発症群（＜18歳）の10年腎生存率は87%であり，Kusumoto らの報告より不良であった[9]．その理由として，地域差に加えて，学校検尿のない米国では病初期の軽症患者は発見されないため，わが国におけるコホートが軽症例を多く含んでいる可能性を指摘している．また Kusumoto らの報告では，発症時から初回腎生検（診断時）までの期間（平均9年）も観察期間として含めているが，Wyatt らの報告は，初回腎生検からの期間しか含めてないことも影響していると思われる．Nozawa らや Kamei らのわが国における報告でも，小児発症群（＜15歳）の10年腎生存率は92%，90% と Wyatt らの報告より良好であるが，ステロイド薬など有効治療を受けた患者の割合が高いことも一因と考えられる[10,14]．フィンランドの Ronkainen らも，小児発症群（＜18歳）の10年腎生存率93% と良好な腎生存率を報告しているが，妊娠中は半数以上で高血圧や蛋白尿が出現することを強調している[11]．

　臨床的または組織学的軽症例は自然寛解（無治療で血尿と蛋白尿の消失）することが報告されている．Higa らは，診断時に軽度蛋白尿（＜0.5 g/day/1.73 m^2）を呈した106名において観察期間平均6.1年間の後方視的検討結果を報告している[16]．治療歴の不明な8名を除外した

98 名中 20 名（20.8%）が自然寛解しており，末期腎不全へ移行した患者はいなかった．Shima らの後方視的検討においても，初回腎生検時に微小変化または巣状メサンギウム細胞増多を示した 376 名のうち，データ不足の 32 名を除外した 344 名中 57 名（16.6%）が自然寛解を認めた[17]．さらに Shima らは，無治療で経過観察（平均 8.0 年）した 98 名では，57 名が平均 5.9 年で自然寛解し，末期腎不全に移行した患者は 1 名のみであったと報告している．

4 小児 IgA 腎症の予後に影響を与える因子（治療の影響も含む）

予後に影響を与える因子としては，①臨床的因子，②組織学的因子，③治療因子の 3 つがある．これまで臨床的な危険因子は，高度蛋白尿，高血圧，腎機能障害の存在であり，組織学的な危険因子は，メサンギウム細胞増多，管内細胞増多，半月体形成，糸球体硬化，尿細管間質病変とされている．治療因子として，ランダム化比較試験（randomized control trial：RCT）によって，多剤併用療法は重症小児 IgA 腎症患者に対する有効性が証明されており，口蓋扁桃摘出術（扁摘）＋ステロイドパルス療法（扁摘パルス療法）も多剤併用療法と同等の効果があることが示されている[18~20]．（詳細は CQ3〈p.37〉参照）

Yoshikawa らは，初回腎生検時より平均 5 年（> 2 年）経過観察した 200 名において，予後に影響する因子を検討している[21]．最終観察時の予後不良群（GFR < 60 mL/min/1.73 m²）は 10 名（5%）であったが，発症時の臨床的特徴（急性腎炎症候群，ネフローゼ症候群，肉眼的血尿，無症候性血尿・蛋白尿）と予後に相関はなかった．一方，初回腎生検時において高度蛋白尿またはびまん性メサンギウム細胞増多の両方を呈した患者では予後不良群へ高率に移行し（それぞれ 17%），さらに，高度蛋白尿，びまん性メサンギウム細胞増多および糸球体硬化，半月体または Bowman 囊癒着を 30% 以上の糸球体で認めた場合の 3 つすべて満たした患者では高率に予後不良群へ移行した（64%）．これらの結果から，Yoshikawa らは初回腎生検時に正確な予後予測は可能と述べているが，論文中に対象患者の治療歴に関する言及はない．米国の Hogg らは，Southwest Pediatric Nephrology Group の症例のうち 4 年以上経過観察し得た 80 名の予後予測因子を検討している[22]．彼らの研究では治療に反応した患者は対象から除外している．最終観察時に末期腎不全へ移行した 12 名は，移行しなかった 68 名と比較して，臨床的因子では黒人，腎生検時の高度蛋白尿または高血圧を認めた割合が有意に高率で，組織学的因子では糸球体硬化，半月体，尿細管間質病変を認めた割合が有意に高率であった．スウェーデンの Halling らは，平均 13 年間（> 5 年）経過観察し得た 99 名の予後予測因子の検討において，組織学的因子を Oxford 分類を用いて解析している[13]．その結果，18 名が予後不良群（末期腎不全，または GFR 1/2 以上低下）へ移行したが，臨床的な危険因子として腎生検時の高度蛋白尿，糸球体濾過量（glomerular filtration rate：GFR）低下，高血圧を，組織学的因子として Oxford 分類のうちメサンギウム細胞増多，管内細胞増多，尿細管間質病変（すなわち分節性硬化以外）に加えて半月体をあげている．なお 35 名（34%）で免疫抑制療法やレニン・アンジオテンシン系（RA 系）阻害薬などの治療が行われているが，これらを臨床的因子として入れた多変量解析でも，Oxford 分類における予後予測因子の有意差に変化を認めなかった．さらに蛋白尿と Oxford 分類のうち 1 つの組織因子を組み合わせた多変量解析では，腎生検時の蛋白尿は有意差がなく，診断から 1 年後の蛋白尿が予後不良因子であった．同様に Shima らも Oxford 分類の検証を行っており，メサンギウム細胞増多，尿細管萎縮，半月体が腎予後と関連することを報告している[23]．成人患者では，腎生検時（診

断時)ワンポイントの蛋白尿の程度よりも経過中の平均蛋白尿(Time-averaged proteinuria)の方が腎機能予後と関連することが明らかになっている．小児患者において，Kamei らは，診断時の蛋白尿の程度よりも「経過中(診断 1 年後以降)」の低アルブミン血症(＜ 3 g/dL)を伴う高度蛋白尿の持続(＞ 6 か月)，いわゆる「ネフローゼ状態の持続」が末期腎不全と関連することを報告している[14]．つまり初回腎生検時に高度蛋白尿を認めても最終観察時には蛋白尿が消失する患者が 40％ 存在したのに対して，経過中にネフローゼ状態が持続した患者は，最終観察時に蛋白尿が消失することはなく，69％ で末期腎不全へ移行していた[14]．さらに経過中に蛋白尿が軽度以下になった患者では 1 名も最終観察時まで末期腎不全へ移行しなかったが，診断時に蛋白尿は軽度でも経過中に高度となり末期腎不全へ移行した患者は 1 名存在した．したがって Kamei らは，診断時に長期予後を予測するのは困難であり，経過中に持続する蛋白尿の程度が長期予後と相関すると述べている．Shima らも，発症時にネフローゼ症候群を呈した 30 名のうち観察期間中(平均 6.2 年)に 21 名(70％)で蛋白尿が消失(2 名は自然寛解)したことを報告している．Kamei らと同様に予後不良因子としては，発症時のネフローゼ症候群そのものより治療抵抗性(蛋白尿の持続)であると結論づけている[24]．

重症例では治療介入による予後の改善が報告されている．Yata らは，1976 ～ 2004 年に診断された 500 名の長期腎生存率(10 年，15 年後)において，治療の影響を分析している[25]．1976 ～ 1989 年発症群と比較して，1990 ～ 2004 年発症群の長期腎生存率は有意に高く(10 年腎生存率：98.8 vs 94％，15 年腎生存率：98.8％ vs 80.1％)，その影響はびまん性メサンギウム細胞増多を呈する患者の予後改善(97.8 vs 68.6％)が寄与していた．すなわち 1990 年以降，びまん性メサンギウム細胞増多を呈する患者に対する多剤併用療法の使用頻度が有意に増加したことで(68.5 vs 30.2％)，長期腎生存率も改善したと推測している．Kamei らは，わが国における RCT(2 年間の多剤併用療法 vs 抗血小板・抗凝固薬)後のびまん性メサンギウム細胞増多を呈した患者の長期予後を報告している[26]．10 年腎生存率は多剤併用療法群の方が有意に高く(97.1 vs 84.8％)，RCT から 2 年後に蛋白尿残存がなかった患者の末期腎不全移行は皆無だった．さらに Kamei らは，2 年後に蛋白尿が残存する危険因子も報告している[27]．診断時の蛋白尿 1.32 g/1.73 m^2/day 以上または半月体 14％ 以上のどちらかを満たす患者は，多剤併用療法後も約半数は蛋白尿が残存するため，2 年以内の追加治療(扁摘パルス療法など)を提案している．Matsushita らも，統一した治療方針(びまん性メサンギウム細胞増多や高度蛋白尿等の重症例には多剤併用療法，巣状メサンギウム細胞増多例にはアンジオテンシン変換酵素〔ACE〕阻害薬)後に長期観察(平均 9.9 年)し得た 53 名において，診断時の蛋白尿の程度にかかわらず初回治療から 2 年後の蛋白尿減少が最終観察時の寛解(6 か月間以上で 3 回連続して血尿と蛋白尿が消失)と関連することを報告している[28]．

最近，成人領域における前方視的コホート研究において，治療の介入の有無にかかわらず，経過中の血尿消失群では有意に腎予後良好であることが報告され，血尿の持続が腎予後へ影響を与える可能性を示唆するものであった．ただし，同じコホート内で経過中の平均尿蛋白/クレアチニン比が 0.75 以下の群では，経過中の血尿の消失の有無で腎予後に有意差は検出されず，平均尿蛋白/クレアチニン比が 0.75 以上かつ経過中の血尿の消失を認めない群に比較して予後は明らかに良好であったと記載されている[29]．

以上より診断時に予後不良因子を有さず経過中も尿蛋白が増加しない軽症例は 10 ～ 20 年程度で末期腎不全へ陥ることはなく，重症例でも適切な治療によって早期(＜ 2 年)に尿蛋白

が消失すれば，経過中に再燃を認めない限り，通常は予後は良好と思われる．

参考にした二次資料

a）丸山彰一（監），厚生労働科学研究費補助金難治性疾患等政策研究事業（難治性疾患政策研究事業）難治性腎疾患に関する調査研究班（編）．自然経過．疫学．エビデンスに基づく IgA 腎症診療ガイドライン 2017．東京医学社：66-69，2017

文献

1）横山　仁．厚生労働省科学研究費補助金「難治性腎障害に関する調査研究」疾患登録・調査研究分科会報告．2017

2）Utsunomiya Y, Koda T, Kado T, et al. Incidence of pediatric IgA nephropathy. Pediatr Nephrol 18: 511-515, 2003

3）池住洋平，鈴木俊明，唐沢　環，他．新潟市における学校検尿精度に基づく小児 IgA 腎症の疫学調査ならびに新潟県における特発性ネフローゼ症候群の疫学調査の試み．日本小児腎臓病学会雑誌 21：110-115, 2008

4）Shibano T, Takagi N, Maekawa K, et al. Epidemiological survey and clinical investigation of pediatric IgA nephropathy. Clin Exp Nephrol 20: 111-117, 2016

5）Wyatt RJ, Julian BA, Baehler RW, et al. Epidemiology of IgA nephropathy in central and eastern Kentucky for the period 1975 through 1994. Central Kentucky Region of the Southeastern United States IgA Nephropathy DATABANK Project. J Am Soc Nephrol 9: 853-858, 1998

6）Varis J, Rantala I, Pasternack A, et al. Immunoglobulin and complement deposition in glomeruli of 756 subjects who had committed suicide or met with a violent death. J Clin Pathol 46: 607–610, 1993

7）Suzuki K, Honda K, Tanabe K, et al. Incidence of latent mesangial IgA deposition in renal allograft donors in Japan. Kidney Int 63: 2286–2294, 2003

8）Kusumoto Y, Takabayashi S, Taguchi T, et al. Long-term prognosis and prognostic indices of IgA nephropathy in juvenile and in adult Japanese. Clin Nephrol 28: 118-124, 1987

9）Wyatt RJ, Kritchevsky SB, Woodford SY, et al. IgA nephropathy: long-term prognosis for pediatric patients. J Pediatr 127: 913-919, 1995

10）Nozawa R, Suzuki J, Takahashi A, et al. Clinicopathological features and the prognosis of IgA nephropathy in Japanese children on long-term observation. Clin Nephrol 64: 171-179, 2005

11）Ronkainen J, Ala-Houhala M, Autio-Harmainen H, et al. Long-term outcome 19 years after childhood IgA nephritis: a retrospective cohort study. Pediatr Nephrol 21: 1266-1273, 2006

12）Hastings MC, Delos Santos NM, Wyatt RJ. Renal survival in pediatric patients with IgA nephropathy. Pediatr Nephrol 22: 317-318, 2007

13）Edström Halling S, Söderberg MP, Berg UB. Predictors of outcome in paediatric IgA nephropathy with regard to clinical and histopathological variables (Oxford classification). Nephrol Dial Transplant 27: 715-722, 2012

14）Kamei K, Harada R, Hamada R, et al. Proteinuria during follow-up period and long-term renal survival of childhood IgA nephropathy. PLoS One 11: e0150885, 2016

15）Ikezumi Y, Suzuki T, Imai N, et al. Histological differences in new-onset IgA nephropathy between children and adults. Nephrol Dial Transplant 21: 3466-3474, 2006

16）Higa A, Shima Y, Hama T, et al. Long-term outcome of childhood IgA nephropathy with minimal proteinuria. Pediatr Nephrol 30: 2121-2127, 2015

17）Shima Y, Nakanishi K, Hama T. Spontaneous remission in children with IgA nephropathy. Pediatr Nephrol 28: 71-76, 2013

18）Yoshikawa N, Ito H, Sakai T, et al. A controlled trial of combined therapy for newly diagnosed severe childhood IgA nephropathy. The Japanese Pediatric IgA Nephropathy Treatment Study Group. J Am Soc Nephrol 10: 101-109, 1999

19）Yoshikawa N, Honda M, Iijima K, et al. Steroid treatment for severe childhood IgA nephropathy: a randomized, controlled trial. Clin J Am Soc Nephrol 1: 511-517, 2006

20）Kawasaki Y, Takano K, Suyama K, et al. Efficacy of tonsillectomy pulse therapy versus multiple-drug therapy for IgA nephropathy. Pediatr Nephrol 21: 1701-1706, 2006

21）Yoshikawa N, Ito H, Nakamura H. Prognostic indicators in childhood IgA nephropathy. Nephron 60: 60-67, 1992

22）Hogg RJ, Silva FG, Wyatt RJ, et al. Prognostic indicators in children with IgA nephropathy--report of the Southwest Pediatric Nephrology Study Group. Pediatr Nephrol 8: 15-20, 1994

23）Shima Y, Nakanishi K, Hama T, et al. Validity of the Oxford classification of IgA nephropathy in children. Pediatr Nephrol 27: 783-792, 2012

24）Shima Y, Nakanishi K, Sato M, et al. IgA nephropathy with presentation of nephrotic syndrome at onset in children. Pediatr Nephrol 32: 457-465, 2017

25）Yata N, Nakanishi K, Shima Y, et al. Improved renal survival in Japanese children with IgA nephropathy. Pediatr Nephrol 23: 905-912, 2008

26）Kamei K, Nakanishi K, Ito S, et al. Long-term results of a randomized controlled trial in childhood IgA nephropathy. Clin J Am Soc Nephrol 6: 1301-1307, 2011

27）Kamei K, Nakanishi K, Ito S, et al. Risk factors for persistent proteinuria after a 2-year combination therapy for severe childhood IgA nephropathy. Pediatr Nephrol 30: 961-967, 2015

28）Matsushita S, Ishikura K, Okamoto S, et al. Long-term morbidity of IgA nephropathy in children evaluated with newly proposed remission criteria in Japan. Clin Exp Nephrol 19: 1149-1156, 2015

29）Sevillano AM, Gutiérrez E, Yuste C, et al. Remission of hematuria improves renal survival in IgA nephropathy. J Am Soc Nephrol, 28: 3089-3099, 2017

3 小児 IgA 腎症の病理分類・臨床分類

要約

IgA 腎症はメサンギウムに IgA が優位に沈着する腎炎と定義され，診断には腎生検による病理診断が必須である．また臨床的および組織学的重症度の評価により，その腎予後予測が可能となる．それらによる適切な評価を元に治療方針の決定を行う．

IgA 腎症はメサンギウムに IgA が優位に沈着する腎炎と定義され，診断には腎生検による病理診断が必須である．組織診断により単なる病名診断以外に腎生検時点での組織障害から病勢を的確に把握できる．つまり，抗炎症療法を中心とした積極的治療の対象となる急性活動性病変と保存的療法を中心とした慢性病変を総合的に定量評価し，治療方針の選択と予後の指標とすることができる．これらの病変の多様性を臨床病理学的見地から整理したものが，病理組織分類である．

実際の臨床では臨床的重症度分類のみ，組織学的重症度分類のみでの予後予測は難しく，臨床的重症度および組織学的重症度の両方を加味した総合的な判断が必要である．

1 Oxford 分類

病理組織分類についてはこれまで数多く報告され，各々の研究者がそれぞれの施設で独自の重症度分類に基づき治療方針を決定してきたが，2009 年に A Working Group of the International IgA Nephropathy Network と the Renal Pathology Society による国際協力の下，多彩な病変の定義を明確にし，病変診断の再現性を検証，統計学的解析に基づいて作成された Oxford 分類が発表された[1~3]．当初は臨床パラメーターと独立して予後に影響する病変としてメサンギウム細胞増多スコア(M)，管内細胞増多(E)，分節性硬化(S)，尿細管間質線維化(T)が選ばれたが，その後改訂を経て現在では MEST に加え，半月体(C)が追加された[4,5]．表 1 に Oxford 分類に使用される病変の定義とスコアを示す．

Oxford 分類は国際分類として不動の地位を確立しつつあるが，以下のような問題点が残っている．

1. 作成対象が尿蛋白 0.5 g/day 以上，eGFR $\geq$ 30 mL/min/1.73 m^2 の中等症に絞られており現時点で IgA 腎症全体に通用する分類ではない．
2. 主要病変として採択された管内細胞(E)は予後と有意な関連はなかったが，ステロイド等の免疫抑制療法に反応する可能性があるため採択されている．
3. メサンギウム細胞増多スコア(M)については一部，特に小児を対象とした研究において予後との関連が検証されたのみであり，今後の検討を要する．

表 1 Oxford 分類に使用される病変の定義およびスコア

病変	定義	スコア
メサンギウム細胞増多(M) (PAS 染色にて評価)	＜ 4 メサンギウム細胞 / メサンギウム領域 ＝ 0 4 ～ 5 メサンギウム細胞 / メサンギウム領域 ＝ 1 6 ～ 7 メサンギウム細胞 / メサンギウム領域 ＝ 2 ≧ 8 メサンギウム細胞 / メサンギウム領域 ＝ 3 メサンギウム細胞増多スコアは全糸球体の平均値とする* また 1 つのメサンギウム領域に 4 個以上の核をもつ糸球体 を 50％ 以上認める場合は M1**	M0：≦ 0.5 M1：＞ 0.5
管内細胞増多(E)	糸球体毛細血管腔の狭小化をきたした毛細血管内の細胞増加	E0：なし E1：あり
分節性硬化(S)	糸球体係蹄の部分的硬化で係蹄全体に及ばないもの，または癒着	S0：なし S1：あり
尿細管萎縮 / 間質線維化(T)	尿細管萎縮または間質線維化が皮質に占める割合	T0：0 ～ 25％ T1：26 ～ 50％ T2：＞ 50％
活動性半月体(C)	細胞性または線維細胞性半月体	C0：なし C1：1 ～ 24％ C2：≧ 25％

＊メサンギウム細胞増多スコアの計算方法の 1 例を呈示する：

＜ 4 メサンギウム細胞 / メサンギウム領域＝ 0 を示す糸球体　18 個

4 ～ 5 メサンギウム細胞 / メサンギウム領域＝ 1 を示す糸球体 10 個

6 ～ 7 メサンギウム細胞 / メサンギウム領域＝ 2 を示す糸球体 2 個

≧ 8 メサンギウム細胞 / メサンギウム領域＝ 3 を示す糸球体 0 個

全糸球体　18＋10＋2＋0 ＝ 30 個

メサンギウム細胞増多スコア＝(0×18＋1×10＋2×2＋3×0)/30 個＝ 0.47

また，1 つのメサンギウム領域に 4 個以上の核をもつ糸球体が 12/30 個(40％)

以上より，スコアは≦ 0.5 であるので M0 となる．

＊＊ 1 つのメサンギウム領域に 4 個以上の核をもつ糸球体が 50％ 以上認める場合はメサンギウム細胞増多スコアに関係なく M1 となる．

4. 各症例にみられる病変は一目瞭然であるが，病変を取り出したのみであるため，今後スコアリング等により予後との関連や治療法のガイドとして臨床的に応用されやすい形に修正すべきである．

2　IgA 腎症診療指針第 3 版 ···

わが国の成人領域では，1995 年厚生労働省特定疾患進行性腎障害に関する治療研究班と日本腎臓学会の合同委員会によってはじめて「IgA 腎症診療指針」が公表され，2002 年にその一部が修正された「IgA 腎症診療指針—第 2 版—」が提示された．これらの診療指針は予後判定規準を明確化し，その基準に沿った治療指針を提言しており，治療の基本的方向性を示した点で IgA 腎症の治療に大きく貢献してきた．その後，時代の流れからエビデンスに基づいた診療指針が求められるようになり，厚生労働省難治性疾患克服研究推進事業進行性腎障害に関する調査研究班 IgA 腎症分科会が主体で行った多施設共同研究により集積されたデータをもとに，腎生検後 5 年以上経過を観察し得た症例，および透析に移行した症例を対象に，腎病理所見と腎予後(透析導入)との関連をロジスティック回帰分析で解析し[6]，2011 年「IgA 腎症診療指針第 3 版」が刊行された．その中で，

1. 細胞性 / 線維細胞性半月体，全節性および分節性糸球体硬化，線維性半月体が腎予後と

関連した.

2. ①細胞性または線維細胞性半月体, ②全節性糸球体硬化, ③分節性糸球体硬化, ④線維性半月体を有する糸球体の割合で組織学的重症度を H-Grade I(25% 未満), II(25% 以上 50% 未満), III(50% 以上 75% 未満), IV(75% 以上)の 4 段階に分類した結果, 重症度が増すほど透析導入リスクのオッズ比が有意に高くなった.

3. 臨床的重症度を尿蛋白が 0.5 g/day 未満の C-GradeI, II(尿蛋白 0.5 g/day 以上 かつ eGFR 60 mL/min/1.73 m² 以上), III(尿蛋白 0.5 g/day 以上 かつ eGFR 60 mL/min/1.73 m² 未満)の 3 群に分けたところ, 透析導入リスクのオッズ比は重症度が増すにつれて有意に高くなった.

4. 組織学的重症度と臨床的重症度を加味することにより, 低リスク群, 中等リスク群, 高リスク群, 超高リスク群の 4 群に層別化することが可能となった.

組織学的重症度分類, 臨床的重症度分類, IgA 腎症患者の透析導入リスクの層別化表を表 2 ～ 4 に示す. 今回のリスクの層別化は後ろ向き多施設共同研究の結果から得られたものであり, 様々な治療の影響を受けていることや, IgA 腎症の特徴的病変であるメサンギウム細胞増多, 多くの慢性糸球体腎炎で予後不良因子とされている間質線維化が組織学的重症度分類に採用されていない点等について今後検証, 修正されていく必要性がある.

3 小児 IgA 腎症の予後不良因子と重症度分類 ··

IgA 腎症は糸球体メサンギウムへの IgA 沈着により診断するが, 組織学的にはメサンギウム細胞増多を特徴とする. メサンギウム領域の主病変は, メサンギウム細胞数の増加(本ガイドラインでは「メサンギウム細胞増多」と記載)とメサンギウム基質の増生からなる. 小児の IgA 腎症の発症 1 年以内の病初期には, メサンギウム基質の増生は軽度で, 時間経過に伴いメサンギウム基質は増生し, 発症後 4 ～ 5 年経過するとメサンギウム基質の増生が著明となり硬化病変が形成される[7～10]. 基質が増生し硬化病変が形成された症例では治療にかかわらず蛋白尿が持続し腎病変が進行していくが, 日本の小児では多くが学校検尿等で無症候性血尿・蛋白尿として早期に発見され発症早期からの治療が可能となっている.

初回腎生検時, 15 歳以下, 腎機能正常で, 生検後 2 年以上経過観察されている小児 IgA 腎症 200 例を対象に, 臨床病理所見と予後の関係が検討され[11],

1. 初回腎生検時に持続性の 1 g/day/m² 体表面積以上の高度蛋白尿を認めた症例の予後は不良で, 17% が腎不全に進行した.

2. 病理所見と予後との関係では, メサンギウム細胞増多の程度が強いほど予後は不良であり, びまん性(80% 以上)メサンギウム細胞増多を示す症例の 17% が腎不全に進行した. 巣状(80% 未満)メサンギウム細胞増多を示す症例で腎不全に進行したのは 0.8% に過ぎず, 微小変化では腎不全進行例はなかった.

3. また, 半月体形成比率も重要な予後規定因子であり, 30% 以上の糸球体に半月体を認める症例の予後は不良であった.

これらの結果をふまえ, 小児 IgA 腎症患者を臨床的, あるいは組織学的重症度に基づき大きく 2 つに分類している.

「重症例」:

下記のいずれか 1 つを満たすもの

表2　組織学的重症度分類

組織学的重症度	腎予後と関連する病変を有する糸球体 / 総糸球体	急性病変のみ	急性病変＋慢性病変	慢性病変のみ
H-Grade I	0 〜 24.9%	A	A/C	C
H-Grade II	25 〜 49.9%	A	A/C	C
H-Grade III	50 〜 74.9%	A	A/C	C
H-Grade IV	75% 以上	A	A/C	C

急性病変（A）：係蹄壊死，細胞性半月体，線維細胞性半月体
慢性病変（C）：全節性硬化，分節性硬化，線維性半月体

表3　臨床的重症度分類

臨床的重症度	尿蛋白 （g/day）	eGFR （mL/min/1.73 m^2）
C-Grade I	< 0.5	−
C-Grade II	0.5 ≦	60 ≦
C-Grade III		< 60

表4　透析導入リスクの層別化

組織学的重症度 臨床的重症度	H-Grade I	H-Grade II	H-Grade III ＋ IV
C-Grade I	低リスク	中等リスク	高リスク
C-Grade II	中等リスク	中等リスク	高リスク
C-Grade III	高リスク	高リスク	超高リスク

低リスク群：透析療法に至るリスクが少ないもの
中等リスク群：透析療法に至るリスクは中程度あるもの
高リスク群：透析療法に至るリスクが高いもの
超高リスク群：5 年以内に透析療法に至るリスクが高いもの
（ただし，経過中に他のリスク群に移行することがある）

● 臨床症状
高度蛋白尿（早朝尿蛋白 / クレアチニン比 ≧ 1.0）または腎機能低下（eGFR 90 mL/min/1.73 m^2 未満）
● 病理組織像
メサンギウム細胞増多，半月体形成，癒着，硬化病変のいずれかの所見を有する糸球体が全糸球体の 80% 以上，または半月体形成が全糸球体の 30% 以上であるもの

「軽症例」：
下記のすべてを満たすもの
● 臨床症状
軽度蛋白尿（早朝尿蛋白 / クレアチニン比 <1.0）
● 病理組織像
巣状メサンギウム細胞増多（メサンギウム細胞増多，半月体形成，癒着，硬化病変のいずれかの所見を有する糸球体が全糸球体の 80% 未満），かつ半月体を認める糸球体が

30% 未満であるもの

ただし小児 IgA 腎症患者の多くは学校検尿で発見されており，組織上慢性病変を主体とするものは症例が少なくエビデンスの集積もないため，対象から除外されていることや，臨床的に急速進行性腎炎症候群を呈する患者についても対象ではない点が今後の検討を有する点である．本ガイドラインにおいては，これまでのエビデンスの蓄積の観点から暫定的に80% 以上を「びまん性」重症，80% 未満を「巣状」軽症と定義している．近年頻用される病理分類では 50% を「びまん性」と「巣状」の境界としている．

■━━○参考にした二次資料

a）Glomerulonephritis Work Group. IgA nephropathy：KDIGO Clinical Practice Guideline for Glomerulonephritis. Kidney Int（Suppl）2：139-274, 2012

b）厚生労働省特定疾患進行性腎傷害に関する調査研究班：IgA 分科会．IgA 腎症診療指針—第 2 版—．日本腎臓学会誌 44：487-493，2002

c）厚生労働科学研究費補助金難治性疾患克服研究事業　進行性腎障害に関する調査研究班報告　IgA 腎症分科会．IgA 腎症診療指針—第 3 版—．日本腎臓学会誌 53：123-135, 2011

d）丸山彰一（監）, 厚生労働科学研究費補助金難治性疾患等政策研究事業（難治性疾患政策研究事業）難治性腎疾患に関する調査研究班（編）. 重症度分類．病理．診断．エビデンスに基づく IgA 腎症診療ガイドライン 2017．東京医学社：32-56，2017

e）吉川徳茂，五十嵐隆，石倉健司，他．日本小児腎臓病学会学術委員会小委員会「小児 IgA 腎症治療ガイドライン作成委員会」：小児 IgA 腎症治療ガイドライン 1.0 版．日本小児腎臓病学会雑誌 20：240-246, 2007

■━━○文献

1）Working Group of the International IgA Nephroparhy Network and the Renal Pathology Society, Roberts IS, Cook HT, Troyanov S, et al. The Oxford classification of IgA nephropathy: pathology definitions, correlations, and reproducibility. Kidney Int 76: 546-556, 2009

2）Working Group of the International IgA Nephropathy Network and the Renal Pathology Society, Cattran DC, Coppo R, Cook HT, et al. The Oxford classification of IgA nephropathy: rationale, clinicopathological correlations, and classification. Kidney Int 76: 534-545, 2009

3）Working Group of the International IgA Nephroparhy Network and the Renal Pathology Society, Coppo R, Troyanov S, Camilla R, et al. The Oxford IgA nephropathy clinicopathological classification is valid for children as well as adults. Kidney Int 77: 921-927, 2010

4）Haas M, Verhave JC, Liu ZH, et al. A multicenter study of the predictive value of crescents in IgA nephropathy. J Am Soc Nephrol 28: 691-701, 2017

5）Trimarchi H, Barratt J, Cattran DC, et al. Oxford classification of IgA nephropathy 2016: an update from the IgA Nephropathy Classification Working Group. Kidney Int 91: 1014-1021, 2017

6）Kawamura T, Joh K, Okonogi H, et al. Study Group Special IgA Nephropathy. A histologic classification of IgA nephropathy for predicting long-term prognosis: emphasis on end-stage renal disease. J Nephrol 26: 350-357, 2013

7）Yoshikawa N, IIjima,K, Maehara K, et al. Mesangial changes in IgA nephropathy in children. Kidney Int 32: 585-589, 1987

8）Suzuki J, Yoshikawa N, Nakamura H. A quantitative analysis of the mesangium in children with IgA nephropathy: sequential study. J Pathol 161: 57-64, 1990

9）Ikezumi Y, Suzuki T, Imai N, et al. Histological differences in new-onset IgA nephropathy between children and adults. Nephrol Dial Transplant 21: 3466-3474, 2006

10）Ikezumi Y, Suzuki T, Karasawa T, et al. Identification of alternatively activated macrophages in new-onset paediatric and adult immunoglobulin A nephropathy: potential role in mesangial matrix expansion. Histopathology 58: 198-210, 2011

11）Yoshikawa N, Ito H, Nakamura H. Prognostic indicators in childhood IgA nephropathy. Nephron 60: 60-67, 1992

4 IgA 腎症の遺伝学的背景

要約

　IgA 腎症の疾患発症機序の解明はこれまでは病理学的，生理学的または生化学的検索が主流であった．しかし，近年，genome-wide association study(GWAS)等の遺伝学的手法の導入により，遺伝学的側面からの疾患発症機序の解明が急速に進んでいる．今後もこれらの手法により病態の更なる解明が強く期待されている．

1 家族性 IgA 腎症における単一遺伝子同定の試み

　本症の一部に家族性 IgA 腎症を認めることはすでに知られており，それらの家族性 IgA 腎症患者のゲノム DNA を用いた linkage analysis や whole exome sequence 等の手法により原因となる単一遺伝子の存在する候補領域や候補遺伝子を同定する試みがなされてきた．その結果，6p22-23(OMIM: %161950, IGAN1)[1] や 2q36(OMIM: %613944, IGAN2)[2] 等がその候補領域として報告され，また 1 家系 2 例ではあるものの SPRY2(OMIM: #616818, IGAN3)が単一遺伝子異常として同定されている[3]．

2 genome-wide association study(GWAS)による疾患感受性遺伝子の同定

　大多数を占める孤発性 IgA 腎症例を対象にいくつかの genome-wide association study(GWAS)が行われ，その疾患感受性遺伝子の検索も行われてきた．その結果，すべての study において，MHC 領域に強い疾患感受性遺伝子を検出した[4~6]．さらに MHC 関連以外の疾患感受性遺伝子として，Kiryluk らは ITGAM-ITGAX，VAV3，CARD9 などの疾患の発症と強い相関を認める遺伝子を同定し，それらはすべて腸管の免疫機能に関与する遺伝子であり，またそのほとんどが炎症性腸疾患の疾患感受性遺伝子であった[4]．これらの結果から，現在は IgA 腎症の発症と腸管免疫の関係が強調されている．また，Gharavi らや Li らは，補体関連の CFH や CFHR 遺伝子にも強い疾患感受性を見出している[6,7]．さらに Yu らは感染に対する炎症惹起に関与する α-defensin をコードする遺伝子 DEFA に強い関連性を同定した[5]．一方，血中 Gd-IgA1 レベルに着目し，Gd-IgA1 濃度に影響を与える感受性遺伝子の同定が GWAS により行われている(quantitative GWAS)．その結果，別のグループが行った 2 つの study において，C1GALT1 遺伝子と血中 Gd-IgA1 に強い相関を認めることが示され，C1GALT1 遺伝子がガラクトースを IgA1 の O-linked glycan に輸送するのに重要な酵素の産生にかかわる遺伝子であり，また，進行性の IgA 腎症患者ほど血中 Gd-IgA1 が高値であることも示されている[8,9]．

③ copy number variation（CNV）の検索による疾患感受性遺伝子の同定 ‥‥‥‥‥‥‥

　最近は，ゲノム上の copy number variation（CNV）多型の中にも疾患感受性 CNV の存在が疑われ，いくつかの報告がなされるに至っている．その候補として，上述のように GWAS でも関連が示唆されている α-defensin の発現に関連する *DEFA1A3* や，B 細胞に発現し免疫系に関与する *TLR9* 遺伝子が同定されている[10,11].

　以上のような遺伝学的手法により，IgA 腎症の疾患発症機序の解明が急速に進んでおり，今後も更なる解明が進んでいくものと考えられる．

●文献

1）Gharavi AG, Yan Y, Scolari F, et al. IgA nephropathy, the most common cause of glomerulonephritis, is linked to 6q22-23. Nat Genet 26: 354-357, 2000

2）Paterson AD, Liu XQ, Wang K, et al. Genome-wide linkage scan of a large family with IgA nephropathy localizes a novel susceptibility locus to chromosome 2q36. J Am Soc Nephrol 18: 2408-2415, 2007

3）Milillo A, La Carpia F, Costanzi S, et al. A SPRY2 mutation leading to MAPK/ERK pathway inhibition is associated with an autosomal dominant form of IgA nephropathy. Eur J Hum Genet 23: 1673-1678, 2015

4）Kiryluk K, Li Y, Scolari F, et al. Discovery of new risk loci for IgA nephropathy implicates genes involved in immunity against intestinal pathogens. Nat Genet 46: 1187-1196, 2014

5）Yu XQ, Li M, Zhang H, et al. A genome-wide association study in Han Chinese identifies multiple susceptibility loci for IgA nephropathy. Nat Genet 44: 178-182, 2011

6）Gharavi AG, Kiryluk K, Choi M, et al. Genome-wide association study identifies susceptibility loci for IgA nephropathy. Nat Genet 43: 321-327, 2011

7）Li M, Foo JN, Wang JQ, et al. Identification of new susceptibility loci for IgA nephropathy in Han Chinese. Nat Commun 6: 7270, 2015

8）Gale DP, Molyneux K, Wimbury D, et al. Galactosylation of IgA1 is associated with common variation in *C1GALT1*. J Am Soc Nephrol 28: 2158-2166, 2017

9）Kiryluk K, Li Y, Moldoveanu Z, et al. GWAS for serum galactose-deficient IgA1 implicates critical genes of the O-glycosylation pathway. PLoS Genet 13: e1006609, 2017

10）Ai Z, Li M, Liu W, et al. Low α-defensin gene copy number increases the risk for IgA nephropathy and renal dysfunction. Sci Transl Med 8: 345ra88, 2016

11）Sallustio F, Cox SN, Serino G, et al. European IgAN Consortium. Genome-wide scan identifies a copy number variable region at 3p21.1 that influences the TLR9 expression levels in IgA nephropathy patients. Eur J Hum Genet 23: 940-948, 2015

5 小児 IgA 腎症の治療総論

要約

わが国では学校検尿により小児 IgA 腎症患者が早期に発見され，そのため発症早期の患者を対象とした臨床試験の実施が可能である．実際，小児 IgA 腎症治療研究会により，1990 年から全国の多施設によるランダム化比較試験(randomized control trial：RCT)を含めた多数の前方視的な臨床試験が実施されてきた．その成果をふまえ 2007 年に日本小児腎臓病学会により「小児 IgA 腎症治療ガイドライン 1.0 版」が作成され，今日まで広く活用されている．しかし，その後の国内外のエビデンスの蓄積により，若干の変更が考慮される．

1 はじめに

わが国では学校検尿により小児 IgA 腎症患者の早期発見がなされ，そのため発症早期の患者を対象とした臨床試験の実施が可能である．そこで，小児 IgA 腎症治療研究会により，1990 年から全国の多施設によるランダム化比較試験(randomized control trial：RCT)を含めた多数の前方視的な臨床試験が実施され，小児の IgA 腎症は発症早期に治療を行えば腎炎の進行を阻止できる可能性が高いことが明らかにされてきた[1〜5]．その成果をふまえ 2007 年に日本小児腎臓病学会により「小児 IgA 腎症治療ガイドライン 1.0 版」(以下，「1.0 版」)が作成され，今日まで広く活用されている[6]．

一方，わが国の IgA 腎症の治療の現状は，小児における免疫抑制薬を含む多剤併用療法においても，成人で頻用される口蓋扁桃摘出術(扁摘)＋ステロイドパルス療法(扁摘パルス療法)においても，国際的な KDIGO 診療ガイドライン[7]などと比較して一線を画している．なぜならば，世界のエビデンスの総和がわが国の治療方針を支持しないからである．わが国の医師が国内で蓄積された「エビデンスが重要」と考え，海外のガイドラインに従うことが躊躇されることは想像に難くないが，ある意味ガラパゴス化しているわが国の IgA 腎症の治療においては，その国内の標準治療の独自性を理解したうえで可能な限りエビデンスに従い治療方針を決定しつつ，適宜修正する姿勢が必要である．

2 小児 IgA 腎症の処方例

診療ガイドラインの作成方法は「科学的根拠に基づく」という基本的理念を達成するためによりよいと考えられるものに変更されていく．CQ 形式による治療の推奨においてはシステマティックレビューによるエビデンス総体とその総括によってなされることが理想である．その作業は膨大であり困難でもある．小児 IgA 腎症においてどこまで達成できるかは別と

して，そのような作業をできる限り実施する努力が重要である．一方，そのような方法においては，単一の疾患においても試験ごとのデザインが異なり，それらの全体像から導き出される推奨においては患者の状況（重症度の分類方法など）や処方の具体性を欠く可能性がある．具体的にいうと，「1.0 版」作成時とはガイドラインの作成方法が大きく変化しているため「1.0 版」に示されているような具体的処方例を本ガイドラインの CQ ごとに示すことに躊躇する向きがある．しかし，そのような治療の基本形がなくなれば，治療方針のばらつきが大きくなり，先人が成し得た進歩に逆行する可能性がある．

　そこで，本診療ガイドラインではこの治療総論の項において，小児 IgA 腎症治療研究会において実施された臨床試験に基づく治療例を示す．ただし，「1.0 版」の治療をそのまま示すのではなく，その後の国内外の状況をふまえて適宜修正したものを示し，その修正の根拠も記載する．

　すべての修正を直接的に臨床試験の結果で正当化することは現実的に困難であり，その点において，「エビデンスが不足している」ということもいえるが，全く根拠がない治療と，これまでに積み上げられた根拠に基づく治療に対し現状に即した若干の変更を加えることは全く異なるということを認識する必要がある．

　わが国の IgA 腎症の治療においては，保険適応の問題がある．すなわち，治療に用いられる個々の薬剤は，「IgA 腎症」や「腎炎」などの効能・効果で承認されているわけではないことに留意する必要がある．

1 ｜ 小児 IgA 腎症の重症度分類

　小児 IgA 腎症治療例を巻頭ページにおける巻頭表 1（p.xv）と巻頭表 2（p.xvi）に示す．「1.0 版」の重症度分類を基本的に踏襲し，軽症例と重症例に対する治療を示している．基本的に本ガイドラインの CQ 形式の各論部分と矛盾がないように作成した．また，巻頭図（p.xiv）もご参照いただきたい．

a）組織学的重症度分類

　最初に，成人も含めた IgA 腎症の重症度分類について記載し（詳細は本ガイドライン 3. 小児 IgA 腎症の病理分類・臨床分類〈p.12〉参照），本治療例（巻頭表 1，巻頭表 2）で「1.0 版」の重症度分類を踏襲する理由について述べる．

　現在世界を席巻している分類は Oxford 分類（p.12）[8~11]であるが，現時点における Oxford 分類の大きな問題点として，この分類においてどのカテゴリーならどの治療を選択すべきかということが示されておらず，また現在までエビデンスも示されていないため，本ガイドラインにおいては治療に反映することができない．

　次に，本邦成人では「IgA 腎症診療指針第 3 版」に示される分類（p.13）がある[12]．こちらを治療方針の決定に利用する向きもあるが，メサンギウム細胞増多，管内細胞増多，尿細管萎縮 / 間質線維化といった Oxford 分類に採用されている病理所見については予後に関係しないということで含まれていない．さらに，わが国の小児 IgA 腎症患者においては学校検尿で発見される症例が多く，比較的病初期に腎生検が施行され診断に至るため，病変の大勢は急性病変である．実際，わが国における小児患者と成人患者では病初期の組織病変の違いが報告されている[13]．具体的には，メサンギウム細胞増多，管内細胞増多は成人と比較して小児で顕著である一方，メサンギウム基質の増生，間質病変，血管病変は小児に比較して成人

でより顕著である．また，メサンギウム細胞増多は，小児では蛋白尿と相関したが成人では相関がなく，一方でメサンギウム基質の増生は成人では蛋白尿や腎機能と相関したが小児では相関しないとされている [13]．以上から「IgA 腎症診療指針第 3 版」を利用することもできない．

　治療方針決定には，初回腎生検時の病理所見を利用するが，病理所見は診断時の病勢が適確に反映されている．急性期病変は一般に然るべき治療がなされれば治療反応性は良好である．したがって，治療が進歩すればするほど，診断時の重症度と予後が合わない傾向がみられるが，それは当然のことと考えられる．以上のような事実を総括すると，急性期病変が中心である小児においては，組織学的には初回腎生検で病勢を判断し，それにより治療方針を決定するというシンプルな作業が小児 IgA 腎症診療の基本であるといえる．このような観点から「1.0 版」に示された重症度分類（巻頭表 1，巻頭表 2 および「小児 IgA 腎症の予後不良因子と重症度分類」〈p.14〉）は現状においても合理的で，また本組織学的重症度分類を上回る分類方法が現状存在しないため，本ガイドラインにおいても「1.0 版」を踏襲することとした．ただし，管内細胞増多と小児でもみられることのある尿細管萎縮 / 間質線維化などの慢性病変の取り扱いが今後の課題である．実際，尿細管萎縮 / 間質線維化などの慢性病変がみられる症例は予後不良である [14]．現実的に，管内細胞増多を示す糸球体を有意な病変にカウントすることや，尿細管萎縮 / 間質線維化などの慢性病変が顕著な症例を重症例として扱うことは合理的と考えられる．

　本ガイドラインにおける「びまん性」の定義は WHO の定義を利用し，80% という区切りであることに留意する必要がある．その理由は，これまでの小児 IgA 腎症治療研究会によるすべての試験はこの定義により実施され，それらの試験により治療法の基本的根拠が構築されているため，現時点におけるエビデンスレベルの確保のために WHO の定義を採用することとした．ただし，現在の病理用語の主流は，「びまん性」について 50% で区切られている．この点を理解しつつ，今後，重症例の治療対象を有意な病変を有する糸球体が全糸球体の 50% 以上の場合へと拡大すべきかどうかは今後の課題である．

b）臨床的重症度分類

　「1.0 版」が作成された際に，小児 IgA 腎症重症度分類に，組織学的重症度のみではなく，尿蛋白量という臨床的重症度（早朝尿蛋白 / クレアチニン比 1.0 g/gCr 以上または未満）も追加された．小児 IgA 腎症治療研究会により実施された臨床試験においては尿蛋白量による重症の定義はなされていなかったが，高度蛋白尿を示す臨床的に重症と考えられる症例に然るべき治療を実施することは，治療の遅れを懸念する観点から合理的であるという実臨床に即した判断からの決定であった．今回の治療例では腎機能障害の有無を重症度分類に追加した．ただし，治療の遅れを懸念するあまり全症例に最初から最強の治療を実施するという考えには議論のあるところである．

2 ｜ 小児 IgA 腎症軽症例の治療例

　次に軽症例の治療例（巻頭表 1）について述べる．「1.0 版」では，漢方薬の柴苓湯（さいれいとう）の記載があったが，これまでのレニン・アンジオテンシン系（RA 系）阻害薬のエビデンスの蓄積により，積極的に選択する薬剤ではないと考えられ削除した．

　巻頭表 1 には軽症例の治療例としてリシノプリルを示している．アンジオテンシン変換酵

素（ACE）阻害薬内の薬剤間の比較や，同じく RA 系阻害薬であるアンジオテンシン受容体拮抗薬（ARB）との比較など小児 IgA 腎症でのエビデンスは存在せず，それらは「主治医の裁量に委ねる」といわざるを得ない．また，投与期間について，「1.0 版」では小児 IgA 腎症治療研究会の臨床試験を根拠とし，「2 年間以上投与する」と記載されていたが，すべての小児 IgA 腎症軽症例において 2 年間継続するという点に関し，より強い治療への変更のタイミングが遅延するという点で批判のあるところで，どの時点で治療を切り替えるかという点が議論となる．本治療例で示している軽症の定義には早朝尿蛋白 / クレアチニン比 1.0 g/gCr 未満が含まれるので，経過中早朝尿蛋白 / クレアチニン比 1.0 g/gCr 以上となれば，治療の切り替えは合理的である．ちなみに KDIGO 診療ガイドライン [7] では，尿蛋白 0.5 g/day/1.73 m^2（= 尿蛋白 /Cr 0.5 g/gCr）以上が RA 系阻害薬の適応であり，さらに，RA 系阻害薬による治療を 3 ～ 6 か月間使用しても 1.0 g/day/1.73 m^2（= 尿蛋白 /Cr 1.0 g/gCr）以上の尿蛋白を認める場合はステロイド投与を提案すると記載されている．この 3 ～ 6 か月間という期間は 1 つの目安であるが，0.5 ～ 1.0 の間でも治療を切り替えるかについては全くエビデンスがなく，現時点では「主治医の裁量に委ねる」といわざるを得ない．また，0.5 未満であればその予後を勘案して，2 年くらいであればリシノプリルのみで管理しても大きな治療の遅れにはならないと考えられる [15]．一方，RA 系阻害薬による治療反応性が良好で蛋白尿が消失した場合，投与期間を短くしたり減量したりしてもよいかという点についてもエビデンスは存在しない．IgA 腎症においては再燃の問題があり，いったん蛋白尿が消失しても血尿が残存している間は RA 系阻害薬の腎保護作用を考慮して，2 年程度は継続すべきと考えられる．

　以上から本治療例では，リシノプリルの投与期間につき，「以下を原則 2 年間投与する．ただし，蛋白尿などの経過により適宜治療の変更を考慮する」と記載した．

　RA 系阻害薬は比較的安全な薬剤であるが，脱水に伴い急性腎障害を発症し，場合によっては永続的腎機能低下を引き起こしかねない．腎臓の病気の治療薬が原因で腎機能を悪化させるということがないように常々指導が必要である．また，内服薬の宿命として怠薬の問題があり，この点も治療方針決定上も重要であり，日頃から留意して受診のたびに内服に関して確認することが必要である．

　RA 系阻害薬については，ACE 阻害薬と ARB の併用効果が報告され IgA 腎症においてもそれを示唆するデータもみられる（CQ1〈p.32〉）．しかしながら，昨今，糖尿病性腎症における試験結果からは両者の併用は高 K 血症や急性腎障害のリスク上昇をもたらし，両者の併用にリスクを上回る臨床的優位性は認められなかったと報告されている [16,17]．本邦小児 IgA 腎症において実施された RCT においても，ACE 阻害薬と ARB の併用の短期的な効果に対して否定的なデータが得られており [18]，併用についてはこれまで以上に慎重に判断する必要がある．

3 │ 小児 IgA 腎症重症例の治療例

　次に重症例の治療例（巻頭表 2〈p.xvi〉）について述べる．本項では「1.0 版」と異なり，ステロイド薬，免疫抑制薬，ACE 阻害薬の 3 剤からなる多剤併用療法を示した．「1.0 版」では，それまでの小児 IgA 腎症治療研究会の試験に基づき，ステロイド薬，免疫抑制薬に抗凝固薬，抗血小板薬を加えた 4 剤の多剤併用療法が示されていた．実際に小児 IgA 腎症治療研究会が実施したステロイド薬および免疫抑制薬の 2 剤とこれらに抗凝固薬，抗血小板薬を加えた

4 剤の比較試験では 4 剤投与群が蛋白消失というエンドポイントにつき若干優れていたが [19]，その差はマージナルであり昨今のワーファリンの腎に対する有害作用を考慮すると [20~23]，現在ではその使用を積極的に推奨することは躊躇される．そこで，どうして抗血小板薬であるジピリダモールも削除するかという点が議論になるが，少なくとも単独では大きな効果は期待できず，頭痛や皮疹の副作用を考慮すると重症例に積極的に使用する薬剤とは考えにくい．小児 IgA 腎症治療研究会が実施した 2 剤と 4 剤の比較試験の結果について [19]，2 剤投与群においては更なる有効な薬剤の併用も可能であると解釈した場合，今日までのエビデンスの蓄積により，重症例においても RA 系阻害薬の使用は推奨され，3 剤からなる多剤併用療法は合理的であると考えられる．ただし，エビデンスの連続性を考えると 4 剤に RA 系阻害薬を加えた 5 剤等による治療を否定するものではない．

　免疫抑制薬に関しては，「1.0 版」においてはアザチオプリンも記載されていたが，過去の日本小児腎臓病学会評議員に対するアンケートでは全員アザチオプリンではなくミゾリビンを使用していたこと，アザチオプリンはミゾリビンと比較して副作用が重篤であること，KDIGO 診療ガイドラインではアザチオプリンを含む免疫抑制薬の使用を推奨しないことなどを総合的に考慮して，今回の治療例では削除した．ただし，エビデンスに基づきアザチオプリンの使用を否定するものではない．

　ミゾリビンの投与法につき，「1.0 版」では分 2 投与であったが，昨今のデータに基づく薬物動態的配慮から分 1 投与とした．また，ステロイド薬の一日最大量につき，国内外のネフローゼ症候群における情勢に合わせてプレドニゾロン 60 mg とした．いずれも，IgA 腎症における臨床試験において検証されたものではないが，合理的変更の範囲と考えられる．さらに，プレドニゾロン投与量は，過去の小児 IgA 腎症治療研究会の試験において体重あたりで決定されていたため，本治療例においても体重あたり投与量の記載を行っているが，昨今の本邦小児ネフローゼ症候群の現状に合わせ，体表面積あたりで処方することも許容範囲と考えられる．

　「1.0 版」においては，「急速進行性腎炎症候群を示す例はこの治療例の対象ではない」と記載されており，本治療例でもそれを踏襲している．KDIGO 診療ガイドライン [7] では半月体形成比率が 50% 以上で急速進行性腎炎症候群を呈する症例では，ステロイド薬に加えてシクロフォスファミドを ANCA 関連腎炎に準じて使用することを提案している．本邦小児における解析では診断時半月体の大部分は細胞性，あるいは，細胞線維性であり，急性期病変であるため，多剤併用療法の反応性は良好である [24]．腎機能が急速に低下する症例は別として，半月体形成比率の大小は病態の違いでなく病勢の違いと考えられるので，基本的には巻頭表 2 に示す重症例治療の適応と考えられるが，ステロイドパルス療法などの必要性なども含め，今後の検討課題である．

　「1.0 版」に示された重症小児 IgA 腎症における多剤併用療法については，その根拠となった臨床試験が 2 年間のプロトコルで実施されたため，本治療例においても原則 2 年間を推奨としている．一方，2 年間のステロイド薬投与が長すぎるという考え方も存在する．そのため経過が良好な症例において薬剤を早期に漸減中止するという発想もあり得る．そのために再燃が増加するということも懸念されるが，現時点においてエビデンスはなく，今後の検討課題である．2 年間の治療で効果が十分でない患者の一部においては，その反復やステロイドパルス療法（＋口蓋扁桃摘出術）が有効な場合があることが実際の症例において確認されて

いるがその有効性に関しては今後のエビデンスの蓄積が必要である．その際，再生検による組織病変の確認と，ステロイド薬の副作用チェックが重要である．具体的には，反復する多剤併用療法に反応すると期待される急性期病変の有無，程度の評価が必要である．副作用としては，成長障害，骨粗鬆症，骨頭壊死，眼病変などに留意する必要がある．

　今回示された治療例においては，重症度分類の項目に腎機能低下の有無が追加されている．ただし，個々の症例における腎機能と薬剤使用においては，その都度慎重に検討する必要がある．具体的には急性腎障害のある症例における RA 系阻害薬の使用や，腎をおもな排泄経路とするミゾリビンの使用については，要注意である．

3 再生検について

　IgA 腎症においていつ再生検を施行するかは重要な課題である．歴史的に小児 IgA 腎症治療研究会の試験においては尿所見の正常化の有無にかかわらず 2 年間の治療後に再生検を実施することが多く，そのデータによると尿所見正常化症例の組織学的改善は明らかである．そのためこれまでの蓄積された情報を鑑み，少なくとも尿所見正常化症例において再生検の必要性は低いと考えられる．中には糸球体の IgA 沈着が消失する症例もあるが[25]，逆に尿所見正常化後でも糸球体の IgA 沈着が残存する症例も多い．再燃の観点から治療終了後尿所見正常症例でも確実な検尿フォローが必要である．

　一方，血尿の有無にかかわらず，明らかな蛋白尿が残存している症例では再生検を検討する必要がある．おおむね初回腎生検と同じ基準において腎生検を施行することとし，治療に反応すると考えられる病変の有無と病勢を確認して，再治療を考慮する．血尿のみの症例においてはすぐには腎生検は施行せず慎重に経過観察とし，蛋白尿の出現がみられた際には，おおむね初回腎生検と同じ基準で再生検を実施することで，大きな治療の遅れは防げると考えられる．

　次に治療反応不良症例の再生検について記載する．初回診断時臨床的かつ組織学的軽症と診断した症例でも治療変更を考慮される場合は再生検が考慮される．ただし，軽症例において RA 系阻害薬の治療を実施している場合は，まずは再生検を行うことなく重症例の治療を開始し治療反応性を確認することは，腎生検の侵襲性を鑑みると許容される選択肢だと考えられる．RA 系阻害薬投与時には容易に腎機能低下が起こり得るので，その際は速やかに RA 系薬剤および免疫抑制薬など腎機能と関連のある薬剤を中止し，慎重に経過観察する．薬剤中止後も腎機能低下が遷延する場合は腎生検を考慮する．重症例で治療反応性が悪く高度蛋白尿が持続する場合や，それに伴い腎機能低下がみられる症例では早期の再生検が考慮されるが，診断時にメサンギウム細胞増多や管内細胞増多が著明な症例は数か月間ネフローゼ症候群が持続した後に尿所見が改善する症例も多く，診断時半月体形成比率が高い，慢性病変が著明などの特に注意が必要な所見がなく，腎機能低下がなければ再生検は急がないことが多い[14]．

4 おわりに

　本項では小児 IgA 腎症の治療総論として，小児 IgA 腎症治療研究会により実施された試験に基づいた治療例を具体的に示し，CQ ではカバーできない重要な課題について記載した．現時点において小児 IgA 腎症の治療として重症例における多剤併用療法の有効性のエビデ

ンスが十分に蓄積しており，エビデンスレベルが一定レベルに達していない扁摘パルス療法を初期治療法として積極的に推奨する根拠は存在しないが，移行医療という観点から小児と成人のシームレスな治療を目指すために，今後その適切な評価と位置づけの検討が必要である．

○文献

1) Yoshikawa N, Ito H, Sakai T, et al. A controlled trial of combined therapy for newly diagnosed severe childhood IgA nephropathy. J Am Soc Nephrol 10: 101-109, 1999

2) Yoshikawa N, Honda M, Iijima K, et al. Japanese Pediatric IgA Nephropathy Treatment Study Group. Steroid treatment for severe childhood IgA nephropathy: a randomized controlled trial. Clin J Am Soc Nephrol 1: 511-517, 2006

3) Yoshikawa N, Nakanishi K, Ishikura K, et al. Japanese Pediatric IgA Nephropathy Treatment Study Group. Combination therapy with mizoribine for severe childhood IgA nephropathy: a pilot study. Pediatr Nephrol 23: 757-763, 2008

4) Nakanishi K, Iijima K, Ishikura K, et al. Japanese Pediatric IgA Nephropathy Treatment Study Group. Efficacy and safety of lisinopril for mild childhood IgA nephropathy: a pilot study. Pediatr Nephrol 24: 845-849, 2009

5) Kamei K, Nakanishi K, Ito S, et al. Japanese Pediatric IgA Nephropathy Treatment Study Group. Long-term results of a randomized controlled trial in childhood IgA nephropathy. Clin J Am Soc Nephrol 6: 1301-1307, 2011

6) 吉川徳茂，五十嵐隆，石倉健司，他，日本小児腎臓病学会学術委員会小委員会「小児 IgA 腎症治療ガイドライン作成委員会」．小児 IgA 腎症治療ガイドライン 1.0 版．日本小児腎臓病学会雑誌 20: 240-246, 2007（2019-5-5 確認，http://www.jspn.jp/guideline/index.html）

7) Kidney Disease: Improving Global Outcomes (KDIGO) Glomerulonephritis Work Group: KDIGO Clinical Practice Guideline for Glomerulonephritis. Chapter 10: Immunoglobulin A nephropathy. Kidney Int Suppl(2011) 2: 209-217, 2012

8) Working Group of the International IgA Nephropathy Network and the Renal Pathology Society, Roberts IS, Cook HT, Troyanov S, et al. The Oxford classification of IgA nephropathy: pathology definitions, correlations, and reproducibility. Kidney Int 76: 546-556, 2009

9) Working Group of the International IgA Nephropathy Network and the Renal Pathology Society, Cattran DC, Coppo R, Cook HT, et al. The Oxford classification of IgA nephropathy: rationale, clinicopathological correlations, and classification. Kidney Int 76: 534-545, 2009

10) Haas M, Verhave JC, Liu ZH, et al. A Multicenter Study of the Predictive Value of Crescents in IgA Nephropathy. J Am Soc Nephrol 28: 691-701, 2017

11) Trimarchi H, Barratt J, Cattran DC, et al. IgAN Classification Working Group of the International IgA Nephropathy Network and the Renal Pathology society. Oxford Classification of IgA nephropathy 2016: an update from the IgA Nephropathy Classification Working Group. Kidney Int 91: 1014-1021, 2017

12) Kawamura T, Joh K, Okonogi H, et al. Study Group Special IgA Nephropathy. A histologic classification of IgA nephropathy for predicting long-term prognosis: emphasis on end-stage renal disease. J Nephrol 26: 350-357, 2013

13) Ikezumi Y, Suzuki T, Imai N, et al. Histological differences in new-onset IgA nephropathy between children and adults. Nephrol Dial Transplant 21: 3466-3474, 2006

14) Shima Y, Nakanishi K, Sato M, et al. IgA nephropathy with presentation of nephrotic syndrome at onset in children. Pediatr Nephrol 32: 457-465, 2017

15) Higa A, Shima Y, Hama T, et al. Long-term outcome of childhood IgA nephropathy with minimal proteinuria. Pediatr Nephrol 30: 2121-2127, 2015

16) Mann JF, Schmieder RE, McQueen M, et al. ONTARGET investigators. Renal outcomes with telmisartan, ramipril, or both, in people at high vascular risk (the ONTARGET study): a multicentre, randomised, double-blind, controlled trial. Lancet 372: 547-553, 2008

17) Fried LF, Emanuele N, Zhang JH, et al. VA NEPHRON-D Investigators. Combined angiotensin inhibition for the treatment of diabetic nephropathy. N Engl J Med 369: 1892-1903, 2013

18) Shima Y, Nakanishi K, Sako M, et al. Japanese Study Group of Kidney Disease in Children(JSKDC). Lisinopril versus lisinopril and losartan for mild childhood IgA nephropathy: a randomized controlled trial (JSKDC01 study). Pediatr Nephrol 34: 837-846, 2019

19) Shima Y, Nakanishi K, Kaku Y, et al. Japanese Pediatric IgA Nephropathy Treatment Study Group. Combination therapy with or without warfarin and dipyridamole for severe childhood IgA nephropathy: an RCT. Pediatr Nephrol 33: 2103-2112, 2018

20) Brodsky SV, Satoskar A, Chen J, et al. Acute kidney injury during warfarin therapy associated with obstructive tubular red blood cell casts: a report of 9 cases. Am J Kidney Dis 54: 1121–1126, 2009

21) Brodsky SV, Nadasdy T, Rovin BH, et al. Warfarin-related nephropathy occurs in patients with and without chronic kidney disease and is associated with an increased mortality rate. Kidney Int 80: 181–189, 2011

22) Brodsky SV, Collins M, Park E, et al. Warfarin therapy that results in an International Normalization Ratio above the therapeutic range is associated with accelerated progression of chronic kidney disease. Nephron Clin Pract 115: c142–c146, 2010

23) Danziger J. Vitamin K-dependent proteins, warfarin, and vascular calcification. Clin J Am Soc Nephrol 3: 1504-1510, 2008

24) Shima Y, Nakanishi K, Hama T, et al. Crescentic IgA Nephropathy in Children. Pediatr Nephrol, in press

25) Shima Y, Nakanishi K, Kamei K, et al. Disappearance of glomerular IgA deposits in childhood IgA nephropathy showing diffuse mesangial proliferation after 2 years of combination/prednisolone therapy. Nephrol Dial Transplant 26: 163-169, 2011

6 小児 IgA 腎症と移行医療

要約

　小児期発症の IgA 腎症について，成人診療科へのスムーズな移行のために早期より準備することが重要である．成人特有の疾患や妊娠・出産などについては小児科医だけでは対応が難しい．患者・家族への教育をはじめ，成人診療科との連携，移行プログラムの作成などが必要である．

1 背景

　近年の医学の進歩に伴い，慢性疾患を持つ小児の予後は改善し，それに伴い小児期から思春期，成人期へと継続した医療の提供が必要となっている．小児腎臓病の分野でも，ネフローゼ症候群をはじめ，慢性糸球体腎炎，先天性腎尿路異常(congenital anomalies of the kidney and urinary tract：CAKUT)など成人期に移行するケースが増加している．慢性糸球体腎炎の中で最も頻度の高い IgA 腎症は，移行期にかかる小児期発症の腎疾患の中で最多である．患者の年齢が上がるとともに，生活習慣病や悪性腫瘍など成人特有の疾患や，妊娠・出産など小児科医では対応が難しい状況に遭遇することも多くなるため，成人診療科への移行が必要である．

2 移行医療の歴史

　1993 年に米国思春期学会から移行医療についての声明が発表された[1]．「移行プログラムとは，小児科から成人診療科への転科を含む一連の過程を示すもので，思春期の患者が小児科から成人診療科へ移る時に必要な医学的，社会心理的，教育的，職業的支援の必要性に配慮した多面的な行動計画である」と定義された．2002 年に米国小児科学会・米国家庭医療学会・米国内科学会が発表した提言では，特別なケアが必要な思春期・若年成人に携わるすべての総合医・専門医に対して 2010 年までに移行医療を明確化することとし，そのなかで，①小児医療から成人医療へ移行する根拠を理解すること，②プロセスを容易にする技術と知識を持つこと，③いつ，どのように移行するかの知識を持つこと，の 3 つをあげている[2]．腎疾患では 2011 年に International Society of Nephrology (ISN) と International Pediatric Nephrology Association (IPNA) から移行医療についての共同声明が発表された[3]．小児科から成人診療科への転科はあらかじめ準備が必要であること，教育が終了していること，経済的に安定していること，さらに病状や精神的にも安定している時期に行うべきであるとしている．また，移行のための専門医療スタッフによりチームを作り，成人診療科との連携を進めていくことが望ましいとされている．それをふまえ，わが国では移行医療の質の向上のために，日

本腎臓学会と日本小児腎臓病学会により，2015 年に厚生労働科学研究費補助金，難治性疾患等対策研究事業の 1 つとして，「小児慢性腎臓病患者における移行医療についての提言」[4] が作られた．2016 年には「思春期・青年期の患者のための CKD 診療ガイド」[5] が作成され，移行プログラムについての具体的な方法や学会による必要な支援などが示されている．しかし，認知度は高いものの，ガイドの活用や実際に移行プログラムを実施するチームが備わっている医療機関はわずかであり，認知度や活用度の向上が必要である．

3 IgA 腎症と成人診療科への転科（転院）

　2014 年，小児期発症の慢性腎臓病患者について Hattori らの日本腎臓学会員，日本小児腎臓病学会員，日本小児泌尿器科学会員への調査結果[6] では，5 年間で小児科から成人診療科へ転科できたのは患者総数 3,138 例中 1,260 例（40.2%）であり，1,631 例（52.0%）が小児科のままで診療を受けていた．転科のピークは 20 〜 24 歳にあり，65.5% は 25 歳までに転科していた．転科せず小児科で診療を継続している 1,631 例の内訳は 20 〜 24 歳で最多であり，以降，年齢とともに減少していくが 25 歳以降でも半数近くが転科できていなかった．IgA 腎症については，転科できた群 1,260 例中 295 例（23.5%），転科していない群 1,878 例中 425 例（22.6%）を占めており，どちらの群でも最多であった．神田らの内科の単一施設からの報告では，紹介ありで小児科から成人診療科に転科した症例 41 例中，慢性糸球体腎炎が 13 例（うち IgA 腎症 6 例）で，紹介なしで転科した症例 11 例中，慢性糸球体腎炎 4 例（うち IgA 腎症 1 例）であった[7]．中には組織診断がついていない状態で成人診療科に転科している症例も存在した．

4 小児科と成人診療科との医療における違い

　移行での最も大きな問題は，小児科と成人診療科との医療内容のギャップである．Watson は，2005 年の総説の中で，小児科と成人診療科には違いがあることを患者に納得してもらう必要があると述べている[8]．小児科では家族を含め，患者の成長や発達に合わせ精神的なフォローも行うが，成人診療科では自律した一個人として対応され，患者の自主性や仕事などへの影響を重視されるが，成長発達や家族関係はあまり意識されない傾向にある[9]．治療内容では，特に口蓋扁桃摘出術（扁摘）＋ステロイドパルス療法（扁摘パルス療法）に対する適応と認識の違いについても理解する必要がある．成人診療科への転科後，治療方針の違いで患者が戸惑わないように，あらかじめ説明をする必要がある[10]．

5 移行促進のために

　移行を促進するポイントとして Cameron は，小児科側からも患者の自立を促すこと，患者だけではなく家族にも移行に関する情報を十分提供すること，時間に余裕を持ちよいタイミングで成人診療科に転科すること，小児科通院中にも早期から日常的に成人診療科スタッフにもコンタクトをとること，成人診療科への情報提供は事前に行うこと，施設的に小児科・成人診療科どちらの患者も入院可能であること，内科の治療方針について事前に同意されていること，成人診療科への転科初期には追加のサポートをすること，移行に成功した患者からのフィードバックを得ること，小児腎臓病医と腎臓内科医は，それぞれお互いの科でトレーニングを受けるべきであることをあげている[11]．移行期支援のタイミングとして，後藤は何

歳になったら始めるではなく，初診から始まると考える必要があると述べている[12]．内海は，幼少期から患者と家族が主体的に意志決定し，必要な場所・人にアクセスしていく力を育み，成長発達に見合ったセルフケア能力の向上につながる経験や学習の機会を積み重ねることが重要であると述べている[13]．重要なのは，ただ単に転科(transfer)するのではなく，継続的に移行(transition)していくことである．移行医療の最終的な目標は，個人に合わせた計画を立て，患者本人や家族の不安や苦痛がなく，新しい成人診療科医やスタッフとの信頼関係を築くことである．そのために，期日は決めず柔軟な対応が必要であり，病状が不安定なときや，本人，家族の都合が悪いときには，小児科に戻すことも考慮しなければならない[14]．また患者と医療者とのコミュニケーションをうまくとるために，移行専門のスタッフが必要である[15]．

6 まとめ

CAKUT 等の先天性腎疾患と異なり，IgA 腎症は成人期の発症も多く，腎臓内科医にとってもなじみの深い疾患である．腎生検のタイミングや扁摘パルス療法の適応など多少異なる部分があるものの，疾患についての移行はそれほど難しくないと思われる．むしろ，長年つきあってきた患者・保護者と小児科医との信頼関係のために，患者側がこれまでの診療の継続を希望し転科できないこともある．転科のタイミングとしては，高校卒業時や進学，就職による転居時，また成人となった時など患者によって様々である．そのため，早期から患者本人が疾患や治療に対する知識を持ち，保護者を含め移行の準備を進めていく必要がある．今後，小児科と成人診療科との更なる連携をはかり，患者と家族が安心して医療を受けられるように，移行に対する認識を持つことが重要である．

◖ 参考にした二次資料

a) 佐古まゆみ，三浦健一郎，芦田 明，他．「小児慢性腎臓病患者における移行医療についての提言」と「思春期・青年期の患者のための CKD 診療ガイド」の認知度，理解度，活用度に関するアンケート調査の報告．日本腎臓学会誌 60：972-977, 2018

b) 丸山彰一(監)，厚生労働科学研究費補助金難治性疾患等政策研究事業(難治性疾患政策研究事業)難治性腎疾患に関する調査研究班(編)．エビデンスに基づく IgA 腎症診療ガイドライン 2017．東京医学社：2017

c) 杉本圭相，竹村 司．腎疾患と移行医療．日本腎臓学会誌 60：978-981, 2018

d) 本田雅敬．移行期医療に対する学会と行政の役割．日本腎臓学会誌 60：1003-1008, 2018

◖ 文献

1) Blum RW, Garell D, Hodgman CH, et al. Transition from child-centered to adult health-care systems for adolescents with chronic conditions. A position paper of the Society for Adolescent Medicine. J Adolesc Health 14: 570-576, 1993

2) American Academy of Pediatrics, American Academy of Family Physicians, American College of Physicians-American Society of Internal Medicine. A consensus statement on health care transitions for young adults with special health care needs. Pediatrics 110: 1304-1306, 2002

3) Watson AR, Harden P, Ferris M, et al. Transition from pediatric to adult renal services: a consensus statement by the International Society of Nephrology (ISN) and the International Pediatric Nephrology Association (IPNA). Pediatr Nephrol 26: 1753-1757, 2011

4) 松尾清一，本田雅敬，岡田浩一，他．平成 26 年度厚生労働科学研究費補助金難治性疾患等政策(難治性疾患政策)研究事業「難治性腎疾患に関する調査研究」診療ガイドライン分科会トランジション WG．小児慢性腎臓病患者における移行医療についての提言 思春期・若年成人に適切な医療を提供するために．日本小児腎臓病学会雑誌 28：209-221, 2015

5) 日本腎臓学会・日本小児腎臓病学会(監)，厚生労働省難治性疾患克服研究事業難治性腎疾患に関する調査研究班(編)．思春期・青年期の患者のための CKD 診療ガイド．日本腎臓学会誌 58：1095-1233, 2016

6) Hattori M, Iwano M, Sako M, et al. Transition of adolescent and young adult patients with childhood-onset chronic kidney disease from pediatric to adult renal services: a nationwide survey in Japan. Clin Exp Nephrol 20: 918-925, 2016

7) 神田杏子，吉矢邦彦，宮本 幹，他．腎臓内科領域の移行期医療の現状について．成人科からの現状報告．腎と透析 81：451-454, 2016

8）Watson AR. Problems and pitfalls of transition from paediatric to adult renal care. Pediatr Nephrol 20: 113-117, 2005

9）芦田　明，服部元史．小児から成人への移行．腎と透析 82：585-588, 2017

10）横井秀基，好川貴久，柳田素子．移行期医療における腎臓内科医の取り組み．日本腎臓学会誌 60：996-1002, 2018

11）Cameron JS. The continued care of children with renal disease into adult life. Pediatr Nephrol 16: 680-685, 2001

12）後藤芳充．現在の移行期医療への問題提起．移行期支援はいつから始めるべきか？　日本小児腎不全学会雑誌 37: 1-3, 2017

13）内海加奈子．慢性腎不全をもつ子どもとその家族に対する成人期移行に向けた長期的支援の検討と課題．米国におけるフィールド調査報告．日本小児腎不全学会雑誌 33: 266-268, 2013

14）Ingelfinger JR, Kalantar-Zadeh K, Schaefer F, World Kidney Day Steering Committee. Averting the legacy of kidney disease - Focus on childhood. Saudi J Kidney Dis Transpl 27: 219-226, 2016

15）Bell LE, Ferris ME, Fenton N, et al. Health care transition for adolescents with CKD-the journey from pediatric to adult care. Adv Chronic Kidney Dis 18. 384-390, 2011

Ⅱ　クリニカルクエスチョン(CQ)

CQ 1 小児 IgA 腎症患者にレニン・アンジオテンシン系(RA 系)阻害薬を使用することが推奨されるか?

ステートメント

❖ 小児 IgA 腎症患者にレニン・アンジオテンシン系(RA 系)阻害薬の投与を推奨する

推奨グレード 1B

エビデンスの要約

　小児 IgA 腎症に対するレニン・アンジオテンシン系(RA 系)阻害薬の有効性を検討したランダム化比較試験(randomized control trial：RCT)はアンジオテンシン変換酵素(ACE)阻害薬を用いて国内外で行われており，蛋白尿減少効果が確認されている．また安全性も検証されていることから使用を推奨する．アンジオテンシン受容体拮抗薬(ARB)はアンジオテンシン Ⅱ の働きを直接抑え，国内外の試験の結果から ACE 阻害薬と同様の治療効果が期待できる．

解説

　IgA 腎症を含む慢性腎臓病(chronic kidney disease：CKD)においてレニン・アンジオテンシン系は腎機能障害の進行に関与している．レニン・アンジオテンシン系の生理活性物質であるアンジオテンシン Ⅱ は糸球体輸出細動脈を収縮させ糸球体内圧を上昇させるだけでなく，線維化や炎症も促進させる．そのため，RA 系阻害薬は輸出細動脈の拡張作用により糸球体内圧を下げ，線維化や炎症を抑制し，腎保護に作用する．実際に高血圧を伴う CKD 患者に対しては RA 系阻害薬が推奨されておりその効果は大規模臨床試験によって証明されている．成人の IgA 腎症に対する RA 系阻害薬の有効性を検証した RCT は，おもに尿蛋白≧ 1 g/day，CKD stage G1 ～ G3b の IgA 腎症患者が対象であった．多くの試験において抗尿蛋白効果が報告されており，平均観察期間が 5 年以上の 2 試験において腎機能予後の改善が確認されていることから，尿蛋白≧ 1 g/day および CKD stage G1 ～ G3b の IgA 腎症患者には，RA 系阻害薬の使用を推奨するとされている．

　高度蛋白尿を認める小児 IgA 腎症患者に対する RA 系阻害薬の有効性を検討した RCT として，Coppo ら[1] の報告がある．彼らは尿蛋白が体表面積あたり 1 ～ 3.5 g/day，クレアチニン・クリアランスが体表面積あたり >50 mL/min の 66 例の小児および若年 IgA 患者(9 ～ 35 歳)にベナゼプリルを平均 38 か月間投与し腎機能障害の進展抑制効果を評価した．プラセボ投与群では 14.7% の患者においてクレアチニン・クリアランスが 30% 以上低下していたのに対してベナゼプリル投与群では 3.1% であった．また尿蛋白減少効果に関してはベナゼプリル投与群では 40.6% が部分寛解したのに対してプラセボ投与群では 8.8% であった．さらに完全寛解したのはベナゼプリル投与群が 12.5% であったのに対してプラセボ投与群はな

かった．Coppo らは腎機能障害の進展と高度尿蛋白に対して ACE 阻害薬は効果があると結論づけている．

　一方，軽度蛋白尿を認める小児 IgA 腎症患者に対する RA 系阻害薬の有効性を検討した RCT は存在しなかった．しかし，国内から Nakanishi らによって比較対象を設定しないリシノプリル単一群の前向き試験が行われた[2]．巣状メサンギウム細胞増多を呈する組織学的軽症 IgA 腎症 40 名に対して 2 年間のリシノプリル投与を行ったところ治療開始時と比較して有意に尿蛋白量は低下しており（$P < 0.0001$），全体の 80.9% で尿蛋白は消失していた．その一方でめまいの有害事象は全体の 12.5% でみられ投薬の減量により消失し，投与を中止した症例はなかった．以上より小児の軽症 IgA 腎症の治療においてリシノプリルは効果的かつ安全であると結論している．また Ellis らはロサルタンの蛋白尿減少効果をケースコントロール研究で検討した．軽度蛋白尿からネフローゼ症候群を呈する小児 52 名（IgA 腎症 /IgA 血管炎腎症 21 名）にロサルタンを投与したところ，平均 2.48 年間観察した 37 名でネフローゼ症候群は 40% から 8% に減少し，プレドニゾロンを含む免疫抑制薬併用の割合と量が著明に減少したと報告している[3]．

　小児 IgA 腎症患者における ACE 阻害薬と ARB の併用療法の有効性を検討した pilot study では海外では Bhattacharjee ら[4]，国内では Tanaka ら[5]や Yang ら[6]による報告がみられる．いずれも高度蛋白尿を呈した IgA 腎症患者に ACE 阻害薬に ARB を追加投与すると蛋白尿減少効果が認められている．ACE 阻害薬と ARB の併用療法の RCT は，Shima らが巣状メサンギウム細胞増多を呈する組織学的軽症 IgA 腎症患者に対するリシノプリル単独投与群とリシノプリルとロサルタンの併用投与群の RCT を報告している[7]．その結果，2 年間の治療による蛋白尿の消失率において単独投与群（89%）は併用投与群（89.3%）と同等の効果があった．有害事象ではめまいの発生率が併用投与群で多かったがそれ以外では両群間で有意差はなかった．さらに腎病理組織所見におけるメサンギウム細胞増多や半月体形成率の改善も両群間で有意差を認めなかったことから小児の軽症 IgA 腎症ではリシノプリル単独投与を推奨している．

　小児 IgA 腎症の治療に RA 系阻害薬を用いた長期予後の検討は少ない．Higa らは 32 例の RA 系阻害薬投与例を含めた 106 例の蛋白尿が $0.5\ \mathrm{g/day/1.73\ m^2}$ 以下の小児 IgA 腎症患者を後方視的に検討したところ 15 年後の腎生存率は 100% であった[8]．

　以上から，本ガイドラインでは小児 IgA 腎症患者において RA 系阻害薬はアンジオテンシン II による糸球体内圧上昇と線維化や炎症を抑制し，ACE 阻害薬は尿蛋白を減少させるため，投与を推奨する．また ARB はアンジオテンシン II の働きを直接抑え，ACE 阻害薬との併用療法の結果から ACE 阻害薬と同様の治療効果が期待できると考える．ACE 阻害薬と ARB の併用療法については，軽度蛋白尿に対しては ACE 阻害薬単独投与を推奨し，高度蛋白尿については今後の検討課題とする．なお RA 系阻害薬による治療を開始し，血圧の低下，推定糸球体濾過量（estimated glomerular filtration rate：eGFR）の低下，血清 K の上昇がみられた場合は減量あるいは中止の検討をする．また，RA 系阻害薬の妊婦への投与により ACE 阻害薬 /ARB fetopathy（重症羊水過少，肺低形成，末期腎不全，四肢拘縮）が生じるため，妊婦または妊娠している可能性のある女性には禁忌であり[9]，妊娠可能年齢の女性においては，胎児に対する RA 系阻害薬の影響について十分に説明を行って理解を得ること，またその説明を診療録に記載する必要がある．

■■■○ 参考にした二次資料

　a）日本腎臓学会(編). エビデンスに基づく CKD 診療ガイドライン 2018. 東京医学社：2018

　b）丸山彰一(監), 厚生労働科学研究費補助金難治性疾患等政策研究事業(難治性疾患政策研究事業)難治性腎疾患に関する調査研究班(編).
　　エビデンスに基づく IgA 腎症診療ガイドライン 2017. 東京医学社：2017

■■■○ 文献

　1）Coppo R, Peruzzi L, Amore A, et al. IgACE: a placebo-controlled, randomized trial of angiotensin-converting enzyme inhibitors in children and young
　　people with IgA nephropathy and moderate proteinuria. J Am Soc Nephrol 18: 1880-1888, 2007

　2）Nakanishi K, Iijima K, Ishikura K, et al. Japanese Pediatric Ig ANTSG: Efficacy and safety of lisinopril for mild childhood IgA nephropathy: a pilot
　　study. Pediatr Nephrol 24: 845-849, 2009

　3）Ellis D, Vats A, Moritz ML, et al. Long-term antiproteinuric and renoprotective efficacy and safety of losartan in children with proteinuria. J Pediatr
　　143: 89-97, 2003

　4）Bhattacharjee R, Filler G. Additive antiproteinuric effect of ACE inhibitor and losartan in IgA nephropathy. Pediatr Nephrol 17: 302-304, 2002

　5）Tanaka H, Suzuki K, Nakahata T, et al. Combined therapy of enalapril and losartan attenuates histologic progression in immunoglobulin A nephropa-
　　thy. Pediatr Int 46: 576-579, 2004

　6）Yang Y, Ohta K, Shimizu M, et al. Treatment with low-dose angiotensin-converting enzyme inhibitor (ACEI) plus angiotensin II receptor blocker
　　(ARB) in pediatric patients with IgA nephropathy. Clin Nephrol 64: 35-40, 2005

　7）Shima Y, Nakanishi K, Sako M, et al. Japanese Study Group of Kidney Disease in Children(JSKDC). Lisinopril versus lisinopril and losartan for mild
　　childhood IgA nephropathy: a randomized controlled trial (JSKDC01 study). Pediatr Nephrol 34: 837-846, 2019

　8）Higa A, Shima Y, Hama T, et al. Long-term outcome of childhood IgA nephropathy with minimal proteinuria. Pediatr Nephrol 30: 2121-2127, 2015

　9）Sekine T, Miura K, Takahashi K, et al. Children's toxicology from bench to bed--Drug-induced renal injury (1): The toxic effects of ARB/ACEI on fe-
　　tal kidney development. J Toxicol Sci 34 (Suppl 2): SP245-SP250, 2009

CQ 2

clinical question

小児 IgA 腎症患者で組織学的および臨床的軽症例においてステロイド薬(＋免疫抑制薬)を使用することが推奨されるか？

ステートメント

❖ 組織学的および臨床的軽症小児 IgA 腎症例に対する標準治療としてステロイド薬の使用は推奨されない. ただし, レニン・アンジオテンシン系(RA 系)阻害薬不応例においてその導入時期の検討が今後の課題である.

推奨グレード 1C

エビデンスの要約

　　組織学的および臨床的軽症例の IgA 腎症に限定してステロイド薬の有効性を検討した研究は非常に少なく, 無治療やレニン・アンジオテンシン系(RA 系)阻害薬投与群とステロイド薬単独投与群の効果について比較検討した前向き研究や小児に限定した研究は存在しなかった.

　　組織学的および臨床的軽症例の IgA 腎症患者の長期的腎予後についての報告として 3 編の観察研究があり, うち 1 編が前方視的研究, 2 編が後方視的検討であり, さらに 1 編は小

児に限定した研究であった．また，組織学的および臨床的軽症例の IgA 腎症に対するステ
ロイド薬の効果を報告した研究として 5 編の介入研究があるが，ステロイド薬以外の薬剤を
併用した研究が大部分であった．ステロイド薬単独の効果について検討した報告は少ないも
のの，多剤併用療法ではその有効性は十分に示されている．しかし，一方で無治療や RA 系
阻害薬による治療のみでも良好な腎予後が示されているため，ステロイド薬投与の必要性に
関するエビデンスレベルは弱いと判断した．現在まで，RA 系阻害薬による治療で改善の乏
しい症例に対していつからステロイド薬の投与を行うのかについて検討した報告はなく，今
後の検討課題の 1 つである．

解説

　組織学的および臨床的軽症例の IgA 腎症についての前向き観察研究は，Gutierrez らの報
告のみである [1]．彼らは，小児および成人を含めた 141 人の腎機能正常(eGFR>60 mL/
min/1.73 m^2)，軽微な蛋白尿(UTP<0.5 g/day)あるいは蛋白尿がない症例についての長期的腎
予後について検討した．治療として 141 人中 59 人(41%)は RA 系阻害薬を使用したが，全
例でステロイド薬・免疫抑制薬を使用しなかった．その結果，末期腎不全(end-stage renal
disease：ESRD)に至った症例はなく，48 か月時点での臨床的寛解は 53 人(37%)に認められ
た．蛋白尿は経過中に >0.5 g/day，>1 g/day に増加したのは 21 人(14%)，6 人(4%)であり，
最終観察時に 41 人(29%)は蛋白尿を認めなかった．以上から，軽症の IgA 腎症における長
期的腎予後は良好であると報告した．
　また，後方視的検討であるが，Higa らは軽度の尿蛋白を呈する小児 IgA 腎症患者 106 例で，
治療としては約 30% で RA 系阻害薬，4% 弱でステロイド薬治療や多剤併用療法が行われて
いるものの，15 年後の腎生存率は 100% で，1 人も CKD stage G3 腎不全へと進行していな
かったと報告している [2]．また Tanaka らは，軽度蛋白尿(<0.5 g/day)を呈し，ステロイド薬・
免疫抑制薬・口蓋扁桃摘出を行わず，RA 系阻害薬または抗血小板薬のみで加療した 88 例
の成人 IgA 腎症患者を，血尿の程度が軽度(RBC<20)，高度(RBC>20)に分けて検討した．
その結果，15 年後の腎生存率は血尿軽度群では 83.4%，血尿高度群では 100%(P=0.201)と
両群に有意な差はなく，診断時の血尿の程度にかかわらず腎予後は良好と報告した [3]．以上
から，組織学的および臨床的軽症例においては無治療または RA 系阻害薬による加療で良好
な予後が示されている．
　組織学的および臨床的軽症例の IgA 腎症に対するステロイド薬単独治療の効果について
のランダム化比較試験(randomized control trial：RCT)・前向き研究は存在しない．Suzuki ら
は，組織学的所見とステロイド薬治療の効果との関係性について成人 IgA 腎症 275 例につ
いて検討し，組織学的軽症例においてはステロイド薬治療の有無にかかわらず腎機能低下を
認めた症例はみられず，ステロイド薬治療によるメリットはないと報告した [4]．さらに，
Shen らは，ステロイド薬単独治療ではないが，無症候性 IgA 腎症の成人 86 例において，蛋
白尿が 0.15 g/day 以上であれば RA 系阻害薬，1 g/day 以上であればステロイド薬を投与した
ところ，15% の症例では尿所見異常が消失し，22% に腎機能低下を認めたのみであり，無
症候性 IgA 腎症の腎予後は保たれていると報告した [5]．一方，Harmankaya らは，血尿のみ
を呈した成人 IgA 腎症の 43 例中ステロイド薬＋アザチオプリンを投与した 21 例中 17 例で
は血尿が消失し，組織学的所見の改善を認めたが，無治療とした 22 例中 3 例は 0.5 g/day 以
上の蛋白尿と肉眼的血尿のエピソードを呈し，組織学的所見も増悪していたと報告した [6]．

　さらに，Tesar らは，臨床的・病理組織学的背景に有意差のない RA 系阻害薬群(184 名)と RA 系阻害薬＋ステロイド薬群(184 名)とを比較して，RA 系阻害薬＋ステロイド薬群では蛋白尿と腎機能低下速度の改善を認めたと報告した[7](VALIGA cohort)．また，Rauen らは，臨床的・病理組織学的背景に有意差のない RA 系阻害薬群(80 例)と RA 系阻害薬＋ステロイド薬群(82 例)とを比較して，RA 系阻害薬＋ステロイド薬群では蛋白尿の寛解率は有意に高かったが，腎機能低下速度に関しては改善はなく，副作用(耐糖能異常)の増加を認めたと報告した[8](STOP Trial)．

　以上からほぼすべて成人における後方視的検討であるものの，ステロイド薬の有効性は期待できると判断できた．しかし，それ以上に軽症例では無治療または RA 系阻害薬による良好な予後が得られる可能性が高い．そのため「標準治療としてステロイド薬の使用は推奨されない」と結論づけた．

　現在まで，RA 系阻害薬による治療で改善の乏しい組織学的および臨床的軽症小児 IgA 腎症患者に対して，いつから多剤併用療法など行うのかについて検討した報告はなく，今後の検討課題である．

■■■○参考にした二次資料

　a) 丸山彰一(監)，厚生労働科学研究費補助金難治性疾患等政策研究事業(難治性疾患政策研究事業)難治性腎疾患に関する調査研究班(編)．CQ1．CQ5．治療に関する CQ．治療．エビデンスに基づく IgA 腎症診療ガイドライン 2017．東京医学社：88-91，97-99，2017

　b) Kidney disease: Improving Global Outcomes (KDIGO) Glomerulonephritis Work Group: KDIGO clinical practice guideline for glomerulonephritis. Immunoglobulin A nephropathy. Kidney Int Suppl 2: 139-274, 2012

■■■○文献

　1) Gutiérrez E, Zamora I, Ballarin JA, et al., Grupo de Estudio de Enfermedades Glomerulares de la Sociedad Espanola de Nefrologia(GLOSEN).Long-term outcomes of IgA nephropathy presenting with minimal or no proteinuria. J Am Soc Nephrol 23: 1753-1760, 2012

　2) Higa A, Shima Y, Hama T, et al. Long-term outcome of childhood IgA nephropathy with minimal proteinuria. Pediatr Nephrol 30: 2121-2127, 2015

　3) Tanaka K, Moriyama T, Iwasaki C, et al. Effect of hematuria on the outcome of IgA nephropathy with mild proteinuria. Clin Exp Nephrol 19: 815-821, 2015

　4) Suzuki S, Joh K. Applicability of steroid therapy in 275 adult patients with IgA nephropathy determined using a histological scoring system and degree of proteinuria. Clin Exp Nephrol 8: 109-116, 2004

　5) Shen PC, He LQ, Tang Y, et al. Clinicopathological characteristics and prognostic factors of asymptomatic IgA nephropathy. J Investig Med 58: 560-565, 2010

　6) Harmankaya O, Oztürk Y, Baştürk T, et al. Efficacy of immunosuppressive therapy in IgA nephropathy presenting with isolated hematuria. Int Urol Nephrol 33: 167-171, 2002

　7) Tesar V, Troyanov S, Bellur S, et al. VALIGA study of the ERA-EDTA Immunonephrology Working Group. Corticosteroids in IgA nephropathy: a retrospective analysis from the VALIGA study. J Am Soc Nephrol 26: 2248-2258, 2015

　8) Rauen T, Eitner F, Fitzner C, et al. STOP-IgAN Investigators. Intensive supportive care plus immunosuppression in IgA nephropathy. N Engl J Med 373: 2225-2236, 2015

CQ 3

小児 IgA 腎症患者で組織学的および臨床的軽症例において口蓋扁桃摘出術(＋ステロイドパルス療法)が推奨されるか？

ステートメント

❖ 組織学的および臨床的軽症小児 IgA 腎症例に対する標準治療として口蓋扁桃摘出術(＋ステロイドパルス療法)は推奨されない.

推奨グレード 1D

エビデンスの要約

CQ2(p.34 ～)と同様に小児，成人を含めて組織学的および臨床的軽症 IgA 腎症例を対象とした口蓋扁桃摘出術(＋ステロイドパルス療法)の効果を検討したランダム化比較試験(randomized control trial：RCT)，前向き研究は存在しなかった.

組織学的および臨床的軽症例では腎予後は比較的良好と考えられ，レニン・アンジオテンシン系(RA 系)阻害薬の蛋白尿減少効果が認められており(CQ1〈p.32〉参照)，また無治療による自然寛解例も存在することから初期から推奨する根拠が乏しく，侵襲度の高い口蓋扁桃摘出術(扁摘)は推奨されない.

ただし，扁桃炎を繰り返し，そのたびに肉眼的血尿発作を認めるような症例については扁摘の考慮も必要である.

解説

CQ2(p.34 ～)で示されたとおり，組織学的および臨床的軽症例は，無投薬または RA 系阻害薬の使用のみで腎予後は良好であることが報告されている.

2012 年の KDIGO 診療ガイドラインでは 0.5 g ～ 1 g/day(小児：0.5 g ～ 1.0 g/day/1.73 m^2)の蛋白尿を呈する患者にはアンジオテンシン変換酵素(ACE)阻害薬もしくはアンジオテンシン受容体拮抗薬(ARB)での治療を提案するとし(推奨グレード 2D)，扁摘については十分なエビデンスのある RCT が存在しないため，行うべきではないとされた(推奨グレード 2C).

国内においては，成人 IgA 腎症患者において，Hotta ら[1]は後方視的研究において，扁摘およびステロイドパルス療法がそれぞれ独立した腎予後改善因子であることを初めて報告した．また，Komatsu ら[2]は耳鼻科医が慢性扁桃炎があると診断し，扁摘に同意した患者と同意しなかった患者において，扁摘＋ステロイドパルス療法(扁摘パルス療法)群とステロイドパルス療法群の 2 群での前向き比較試験を行い，扁摘パルス療法群で寛解導入率が有意に高かったと報告したが，一方，Kawamura ら[3]の RCT においては尿蛋白減少率のみに有意差を認め，寛解導入率に差を認めなかった．しかし，これらの報告においては，臨床組織学的な重症度別の予後に関する記載はなく，組織学的および臨床的軽症例において，その効果は不明であった.

一方，海外からは，Feehally ら[4]は，1,147 名のヨーロッパの IgA 腎症のコホートから性，

年齢，人種，平均血圧，腎生検時腎機能，口蓋扁桃摘出術前治療，組織学的重症度を揃えた症例の比較では扁摘の有無と腎機能低下とは無関係であると報告した．

さらに，小児科領域では，Kawasaki らによる組織学的重症例に扁摘パルス療法とプレドニゾロン＋ミゾリビン＋ワーファリン＋ジピリダモールを用いた多剤併用療法との RCT およびその後の長期予後調査において，寛解導入率およびその長期予後に関して，両群の効果が同等であったと結論づけている[5,6]．これらは，あくまでも重症例に対してであり，軽症例に対しての検討ではない．

これらを総合的に判断すると，比較的腎予後良好と考えられる臨床的および組織学的軽症例において，口蓋扁桃摘出術（＋ステロイドパルス療法）を積極的に推奨する根拠はなく，標準治療として口蓋扁桃摘出術（＋ステロイドパルス療法）は推奨されないと判断した．

ただし，日本国内において，成人領域では軽症，重症を問わず，幅広く扁摘パルス療法は施行されており，本ガイドラインにおける推奨はそれらの治療方針を否定するものではない．

■■■○ 参考にした二次資料

a）Kidney Disease: Improving Global Outcome (KDIGO) Glomerulonephritis Work Group: KDIGO clinical practice guideline for glomerulonephritis. Immunoglobulin A nephropathy. Kidney Int Suppl 2: 209-217, 2012

b）日本腎臓学会・日本小児腎臓病学会（監）・厚生労働省難治性疾患克服研究事業難治性腎疾患に関する調査研究班（編）．CQ10．思春期・青年期の腎臓病：診断・治療・管理．思春期・青年期の患者のための CKD 診療ガイド．東京医学社：102-105，2016

c）丸山彰一（監），厚生労働科学研究費補助金難治性疾患等政策研究事業（難治性疾患政策研究事業）難治性腎疾患に関する調査研究班（編）．CQ1 ～ 7．治療に関する CQ．治療．エビデンスに基づく IgA 腎症診療ガイドライン 2017．東京医学社：88-103，2017

d）日本腎臓学会（編）．CQ3．IgA 腎症．難治性腎疾患．エビデンスに基づく CKD 診療ガイドライン 2018．東京医学社：114，2018

■■■○ 文献

1）Hotta O, Miyazaki M, Furuta T, et al. Tonsillectomy and steroid pulse therapy significantly impact on clinical remission in patients with IgA nephropathy. Am J Kidney Dis 38: 736-743, 2001

2）Komatsu H, Fujimoto S, Hara S, et al. Effect of tonsillectomy plus steroid pulse therapy on clinical remissio of IgA nephropathy: a controlled study. Clin J Am Soc Nephrol 3: 1301-1307,2008

3）Kawamura T, Yoshimura M, Miyazaki Y, et al. Special IgA Nephropathy Study Group. A multicenter randomized controlled trial of tonsillectomy combined with steroid pulse therapy in patients with immunoglobulin A nephropathy. Nephrol Dial Transplant 29: 1546-1553, 2014

4）Feehally J, Coppo R, Troyanov S, et al. VALIGA study of ERA-EDTA Immunonephrology Working Group. Tonsillectomy in a European Cohort of 1,147 patients with IgA nephropathy. Nephron 132: 15-24, 2016

5）Kawasaki Y, Takano K, Suyama K, et al. Efficacy of tonsillectomy pulse therapy versus multiple-drug therapy for IgA nephropathy. Pediatr Nephrol 21: 1701-1706, 2006

6）Kawasaki Y, Maeda R, Kanno S, et al. Comparison of long-term follow-up outcomes between multiple-drugs combination therapy and tonsillectomy pulse therapy for pediatric IgA nephropathy. Clin Exp Nephrol 22: 917-923, 2018

CQ 4 小児 IgA 腎症患者で組織学的または臨床的重症例においてステロイド薬を使用することが推奨されるか？

ステートメント

❖ 組織学的または臨床的重症小児 IgA 腎症例に対して，ステロイド薬を投与することを推奨する．ただし，ステロイド薬単独による治療は多剤併用療法にその有効性で劣る．

推奨グレード 1C

エビデンスの要約

　成人の重症 IgA 腎症に対して，ステロイド薬は，蛋白尿減少効果を有し，腎機能予後の改善に有効であることが複数のランダム化比較試験（randomized control trial：RCT）で示されている．小児の重症 IgA 腎症に対するステロイド薬単独の有効性を検討した RCT は存在しないが，プレドニゾロン単独療法群とプレドニゾロン，アザチオプリン，ワーファリン，ジピリダモールの多剤併用療法群との RCT において，プレドニゾロン単独療法群においても 2 年間の治療により 74.4％に蛋白尿が消失したことが示されている一方で，プレドニゾロン，アザチオプリン，ワーファリン，ジピリダモールの多剤併用療法群とワーファリン，ジピリダモール 2 剤併用群における，2 年間の RCT においては，ワーファリン，ジピリダモール 2 剤併用群では蛋白尿の減少効果が認められなかった．これらの結果からステロイド薬は蛋白尿を減少させる効果を有すると考えられる．しかしながら，多剤併用療法群では治療後の硬化糸球体の割合に変化を認めなかったのに対して，プレドニゾロン単独群ではその割合が増加しており，ステロイド薬単独による治療は多剤併用療法に比べ，有効性が劣る可能性が示されている．

解説

　成人の IgA 腎症に対するステロイド治療については，1980 年代より様々な投与量および投与期間の治療プロトコルの有効性を評価する小規模な RCT が行われ，腎機能予後を改善させることが報告されてきた．2000 年代となり，レニン・アンジオテンシン系（RA 系）阻害薬による治療により IgA 腎症の腎機能予後が改善することが報告されてからは，RA 系阻害薬の併用下でのステロイド治療の腎機能障害の進行抑制効果と尿蛋白減少効果を評価するための RCT が行われ，Lv ら[1]および Manno ら[2]は，尿蛋白 ≧ 1.0 g/day かつおもに CKD stage G1 〜 G2 の IgA 腎症患者を対象として，短期間の高用量経口ステロイド（プレドニゾロン 0.8 〜 1.0 mg/kg/day を約 2 か月間，その後漸減し約 6 か月間で投与中止）＋アンジオテンシン変換酵素（ACE）阻害薬併用群と ACE 阻害薬単独群に対する腎予後を比較し，ステロイド薬が腎機能障害の進行を抑制することを報告した．Lv ら[3]はさらに，少なくとも RA 系阻害薬を内服し 3 か月間血圧が正常化した蛋白尿 >1 g/day，eGFR 20 〜 120 mL/min/1.73 m^2 の患者

を対象に，短期間の高用量経口ステロイド（メチルプレドニゾロン 0.6 〜 0.8 mg/kg/day で開始，8 mg/day まで漸減し，6 〜 8 か月間投与）の有効性を評価する RCT を行い，ステロイド治療群で有意に尿蛋白量が減少し，観察期間は短いものの腎機能も保たれていたことを報告した．また Fellstrom ら[4]は 6 か月間 RA 系阻害薬による治療後，尿蛋白量が U–Pro/Cr ≧ 0.5 または 0.75 g 以上，eGFR/GFR ≧ 45 mL/min/1.73 m^2，血圧 160/100 未満の患者を対象に短期間の高用量経口ステロイド（ブデソニド 16 mg または 8 mg を 9 か月間内服）を併用の効果を評価する RCT を行い，ステロイド治療群で有意に尿蛋白量が減少したことを報告した．さらに Rauen ら[5]は同試験で治療前に腎機能が保たれていた症例（eGFR ≧ 60 mL/min/1.73 m^2）と低下がみられた症例（eGFR =30 〜 59 mL/min/1.73 m^2）の治療後の腎機能の変化を比較検討した結果，ステロイド治療群では，前者において腎機能が保たれていた一方，後者では有効性が示されなかったことを報告した．これらの結果から，成人の重症 IgA 腎症で腎機能低下を認めない患者では，ステロイド薬は，蛋白尿減少効果を有し，腎機能予後の改善に有効であると考えられる．わが国のエビデンスに基づく IgA 腎症診療ガイドライン 2017[6]においても，ステロイド薬は尿蛋白≧ 1.0 g かつ CKD stage G1 〜 G2 の IgA 腎症における腎機能障害の進行を抑制するため，短期間高用量経口ステロイド療法（プレドニゾロン 0.8 〜 1.0 mg/kg を約 2 か月，その後漸減して約 6 か月間投与）が推奨されている（推奨グレード 1B）．

　小児の重症 IgA 腎症に対するステロイド薬単独療法の有効性を検討した RCT は存在しない．ステロイド薬単独治療の有効性については，Yoshikawa ら[7]の腎生検でびまん性メサンギウム細胞増多を認めた新規発症の組織学的重症 IgA 腎症患者を対象とした，プレドニゾロン，アザチオプリン，ワーファリン，ジピリダモールを併用した多剤併用療法群とプレドニゾロン単独療法群の 2 年間の RCT において，プレドニゾロン単独療法群では 74.4％に蛋白尿が消失したことが示されている．しかしながら，多剤併用療法群では治療後の硬化糸球体の割合に変化を認めなかったのに対して，プレドニゾロン単独療法群ではその割合が増加しており，ステロイド薬単独による治療は多剤併用療法にその有効性で劣る可能性が示されている．一方で，Yoshikawa ら[8]による多剤併用療法群とワーファリン，ジピリダモール併用群との 2 年間の RCT においては，ワーファリン，ジピリダモール併用群では蛋白尿の減少が認められていない．これらの結果から直接的な比較はされていないものの，ステロイド薬は蛋白尿を減少させる効果を有すると考えられた．以上から，ステロイド薬による治療は強く推奨されるものの，多剤併用療法に比べ，有効性が劣ることが示されている．

━━━━○文献

1) Lv J, Zhang H, Chen Y, et al. Combination therapy of prednisone and ACE inhibitor versus ACE-inhibitor therapy alone in patients with IgA nephropathy: a randomized controlled trial. Am J Kidney Dis 53: 26-32, 2009

2) Manno C, Torres DD, Rossini M, et al. Randomized controlled clinical trial of corticosteroids plus ACE-inhibitors with long-term follow-up in proteinuric IgA nephropathy. Nephrol Dial Transplant 24: 3694-3701, 2009

3) Lv J, Zhang H, Wong MG, et al. TESTING Study Group. Effect of oral methylprednisolone on clinical outcomes in patients with IgA nephropathy: The tESTING randomized clinical trial. JAMA 318: 432-442, 2017

4) Fellström BC, Barratt J, Cook H, et al. NEFIGAN Trial Investigators. Targeted-release budesonide versus placebo in patients with IgA nephropathy (NEFIGAN): a double-blind, randomised, placebo-controlled phase 2b trial. Lancet 389: 2117-2127, 2017

5) Rauen T, Fitzner C, Eitner F, et al. Effects of two immunosuppressive treatment protocols for IgA nephropathy. J Am Soc Nephrol 29: 317-325, 2018

6) 丸山彰一（監），厚生労働科学研究費補助金難治性疾患等政策研究事業（難治性疾患政策研究事業）難治性腎疾患に関する調査研究班（編）．CQ1．治療に関する CQ．治療．エビデンスに基づく IgA 腎症診療ガイドライン 2017．東京医学社：88-91，2017

7) Yoshikawa N, Honda M, Iijima K, et al. Japanese Pediatric IgA Nephrolopathy Treatment Study Group. Steroid treatment for severe childhood IgA nephropathy: a randomized, controlled trial. Clin J Am Soc Nephrol 1: 511-517, 2006

8) Yoshikawa N, Ito H, Sakai T, et al. A controlled trial of combined therapy for newly diagnosed severe childhood IgA nephropathy. The Japanese Pediatric IgA Nephropathy Treatment Study Group. J Am Soc Nephrol 10: 101-109, 1999

CQ 5

clinical question

小児 IgA 腎症患者で組織学的または臨床的重症例においてステロイド薬および免疫抑制薬等による多剤併用療法が推奨されるか？

ステートメント

❖ 組織学的または臨床的重症小児 IgA 腎症例に対して，ステロイド薬と免疫抑制薬等を用いた多剤併用療法を行うことを推奨する．
　免疫抑制薬にはアザチオプリンまたはミゾリビンの使用を推奨する．

推奨グレード 1B

エビデンスの要約

　組織学的重症小児 IgA 腎症患者に対する，2 年間のステロイド薬と免疫抑制薬（アザチオプリン），抗凝固薬，抗血小板薬の 4 剤による多剤併用療法は，抗凝固薬と抗血小板薬の 2 剤での治療およびステロイド薬単独療法に対して蛋白尿減少と糸球体硬化の進行阻止に有効であり，腎生存率を改善させる可能性があることがランダム化比較試験（randomized control trial：RCT）により示された．また，アザチオプリンに代わりミゾリビンを使用した多剤併用療法は，蛋白尿減少と糸球体硬化の進行阻止についてアザチオプリンと同等の有効性が認められた．

　アザチオプリンによる有害事象のため薬剤中止が必要な症例が存在する一方でミゾリビンに関連した有害事象は一過性のものが多くより安全性が高い可能性がある．

　さらにレニン・アンジオテンシン系（RA 系）阻害薬の有効性はすでに証明されていることから（CQ1〈p.32〉）多剤併用療法としてプレドニゾロン，ミゾリビン，抗血小板薬，抗凝固薬に変わって，プレドニゾロン，ミゾリビン，RA 系阻害薬を用いることを検討していく必要がある（5. 治療総論〈p.19〉）．

解説

　組織学的または臨床的重症小児 IgA 腎症患者に対する多剤併用療法の有効性の検討に関しては，1999 年の Yoshikawa らの報告がその端緒とし，わが国で行われた 4 編の RCT が存在する．さらに RCT 対象患者に対する長期予後の報告と治療群のみでの前向き介入研究が 1 編あり，後方視的研究については 3 編がある．いずれもわが国で行われたものであり，RCT は同一の研究グループによりなされたものである．しかし，本 CQ においては他の CQ と異なり，小児に限定した前方視的試験結果が十分に存在している．

　1999 年，Yoshikawa らは 15 歳以下のびまん性メサンギウム細胞増多を呈した組織学的重

症小児 IgA 腎症患者 78 例を対象に RCT を行い，抗凝固薬＋抗血小板薬投与群と比較しステロイド薬(プレドニゾロン)，免疫抑制薬(アザチオプリン)，抗凝固薬(ヘパリン→ワーファリン)，抗血小板薬(ジピリダモール)の 4 剤による多剤併用療法群が，2 年間の治療後の蛋白尿減少と糸球体硬化の進行阻止に有効であることを報告した[1]．この試験に参加した患者の長期予後(観察期間の中央値 10 年)を評価した Kamei らによるコホート研究で，末期腎不全に至った症例は抗凝固薬＋抗血小板薬投与群で 5/34(14.7%)であったのに対し，多剤併用療法群で 2/40(5%)と有意に少なく(P=0.03)，10 年の累積腎生存率も抗凝固薬＋抗血小板薬投与群では 84.8%(95%CI 55.4-95.5)であったのに対し，多剤併用療法群では 97.1%(95%CI 81.4-99.6)と良好であった(P=0.03)[2]．また Yoshikawa らは多剤併用療法に関し有害事象について言及している．多剤併用療法群では，2 名で脱毛または貧血のためアザチオプリンのみ中止が必要であった．軽度の有害事象は白血球減少 3 名，緑内障 1 名，白内障 1 名，うつ状態 1 名，消化性潰瘍 1 名，トランスアミナーゼ上昇 1 名と，いずれも薬剤関連のものであった．また，多剤併用療法群では身長の平均 SD スコアは治療前 0.01SD から－0.31SD まで低下(P=0.001)した．以上のように，全体として軽微なものが多く，予想される有害事象のモニタリングを行えば許容されるものであった．一方，Yata らは 1976 ～ 2004 年に診断された日本人小児 IgA 腎症患者 500 例を対象とした 2 施設での後方視的コホート研究により，1990 年以降に診断されたびまん性メサンギウム細胞増多を示す症例の腎生存率が改善しており，重症例に対する多剤併用療法の積極的な導入が影響していると報告した[3]．これらの多剤併用療法による良好な成績をふまえ，ステロイド薬と免疫抑制薬の多剤併用療法は蛋白尿減少に加え腎機能保持に有効であると判断した．

　その後，2006 年に Yoshikawa らにより組織学的重症小児 IgA 腎症患者 80 例を対象とし，ステロイド薬単独療法群と多剤併用療法群(プレドニゾロン，アザチオプリン，ワーファリン，ジピリダモール)との RCT の結果が報告された[4]．2 年間の治療後の蛋白尿消失率はステロイド薬単独療法群で 74.4%(29/39)であったのに対し多剤併用療法群では 92.3%(36/39)と有意差を認めた(P=0.007)．また，ステロイド薬単独療法群では硬化糸球体の割合の増加がみられた(3.1% から 14.6% へ増加)のに対し，多剤併用療法群では硬化糸球体の増加は認めなかった(5.0% から 4.6%)．これは短期の治療成績であり，長期予後についての評価は行われていないが，ステロイド薬単独療法よりも多剤併用療法がより有効であることが示された．本研究では多剤併用療法の有害事象として，3 例(白血球減少が 2 名，トランスアミナーゼ上昇が 1 名)でアザチオプリンを中止され，軽度な有害事象として，頭痛(ジピリダモール)，出血(ワーファリン，ジピリダモール)，貧血・白血球減少(アザチオプリン)が認められた．また，両群で 1 名ずつ大腿骨頭壊死を認め，重大な副作用と考えられた．

　併用する免疫抑制薬としてアザチオプリンに代わりミゾリビンを使用した多剤併用療法についての研究を 2 編認めた．2004 年に Kawasaki らは後方視的検討で，15 歳未満の組織学的重症小児 IgA 腎症患者 34 例に対するプレドニゾロン，ミゾリビン，ワーファリン，ジラゼプを用いた多剤併用療法は治療後の蛋白尿および血尿が減少し組織学的重症度が改善すると報告している[5]．同様に，2008 年に Yoshikawa らは 23 例の小児重症 IgA 腎症患者に対する前方視的介入試験により，プレドニン，ミゾリビン，ワーファリン，ジピリダモールによる多剤併用療法を行い，80.4% の蛋白尿消失率を認め，硬化糸球体率が治療後変化せず(2.4% から 2.5%)，先行研究でのアザチオプリンによる多剤併用療法と同等の有効性を示すことを

報告した[6]. 先行する RCT[1,4] では白血球減少や肝障害のためアザチオプリンを中止した症例がみられたが，本研究ではミゾリビンを中止した症例はなかった．以上よりカクテル療法としてアザチオプリンに代わりミゾリビンの使用は有効性安全性からその投与は推奨されるべきと考えられた．

2018 年に Shima らは抗凝固薬，抗血小板薬の併用の有用性について RCT の結果を報告している[7]. 70 例の小児重症 IgA 腎症患者に対するプレドニゾロン，ミゾリビン，ワーファリン，ジピリダモールでの4剤治療群とプレドニゾロン，ミゾリビンの2剤治療群でその有効性を比較検討した結果，両群とも治療後に蛋白尿が減少したが蛋白尿消失率は4剤治療群の方が有意に高かった(P=0.04). しかし，有意差は認めなかったものの4剤治療群では治療後の硬化糸球体率が増加する傾向を認めた. これらの結果からエビデンスが少ないが，ワーファリン，ジピリダモールの効果は限定的である可能性がある. またワーファリンには抗凝固薬関連腎症(anticoagulant-related nephropathy：ARN)発症の可能性も報告されている[8].

これらすべての結果を踏まえ，小児重症 IgA 腎症に対するステロイド薬，免疫抑制薬(アザチオプリンまたはミゾリビン)，抗凝固薬，抗血小板薬を用いた多剤併用療法は蛋白尿減少と糸球体硬化の進行阻止，腎機能予後の改善に効果があり，治療選択肢として推奨するに十分なエビデンスがあると判断した. ただし，RA 系阻害薬の有効性はすでに証明されていることから(CQ1〈p.32〉参照)多剤併用療法としてプレドニゾロン，ミゾリビン，抗血小板薬，抗凝固薬に変わって，プレドニゾロン，ミゾリビン，RA 系阻害薬を用いることを検討していく必要がある(5.治療総論〈p.19〉参照).

■■■■■○文献

1) Yoshikawa N, Ito H, Sakai T, et al. A controlled trial of combined therapy for newly diagnosed severe childhood IgA nephropathy. The Japanese Pediatric IgA Nephropathy Treatment Study Group. J Am Soc Nephrol 10: 101-109, 1999

2) Kamei K, Nakanishi K, Ito S, et al. Japanese Pediatric IgA Nephropathy Treatment Study Group. Long-term results of a randomized controlled trial in childhood IgA nephropathy. Clin J Am Soc Nephrol 6: 1301-1307, 2011

3) Yata N, Nakanishi K, Shima Y, et al. Improved renal survival in Japanese children with IgA nephropathy. Pediatr Nephrol 23: 905-912, 2008

4) Yoshikawa N, Honda M, Iijima K, et al. Japanese Pediatric IgA Nephropathy Treatment Study Group. Steroid treatment for severe childhood IgA nephropathy: a randomized, controlled trial. Clin J Am Soc Nephrol 1: 511-517, 2006

5) Kawasaki Y, Suzuki J, Sakai N, et al. Efficacy of prednisolone and mizoribine therapy for diffuse IgA nephropathy. Am J Nephrol 24: 147-153, 2004

6) Yoshikawa N, Nakanishi K, Ishikura K, et al. Japanese Pediatric IgA Nephropathy Treatment Study Group. Combination therapy with mizoribine for severe childhood IgA nephropathy: a pilot study. Pediatr Nephrol 23: 757-763, 2008

7) Shima Y, Nakanishi K, Kaku Y, et al. Combination therapy with or without warfarin and dipyridamole for severe childhood IgA nephropathy: an RCT. Pediatr Nephrol 33: 2103-2112, 2018

8) de Aquino Moura KB, Behrens PMP, Pirolli R, et al. Anticoagulant-related nephropathy: systematic review and meta-analysis. Clin Kidney J 12: 400-407, 2019

CQ
6

clinical question

小児 IgA 腎症患者で組織学的または臨床的重症例においてステロイドパルス療法は推奨されるか？

ステートメント

❖ 組織学的または臨床的重症小児 IgA 腎症例に対して，ステロイドパルス療法は有効である可能性があり，多剤併用療法施行例で効果が十分でない場合は治療選択肢として検討してもよい.

推奨グレード 2C

エビデンスの要約

成人 IgA 腎症患者に対するステロイドパルス療法は，蛋白尿減少と腎機能障害の進行阻止に有効であるが，組織学的または臨床的重症小児 IgA 腎症患者におけるステロイドパルス療法の有効性を前方視的に検討した研究はない．成人重症例に対する有効性を示したランダム化比較試験(randomized control trial：RCT)は数編報告され，蛋白尿や腎機能の改善をもたらすことが示されている．小児における小規模な後方視的な多剤併用療法群と多剤併用療法＋ステロイドパルス療法群との比較検討で蛋白尿減少率に差は認めなかったとの報告もある.

解説

1999 年に Pozzi らにより中等度以上の蛋白尿を呈する成人 IgA 腎症患者 86 例における，ステロイドパルス療法群(43 例)とコントロール群(43 例)での RCT が行われ，5 年間で血清クレアチニン値が 1.5 倍以上に上昇したのは治療群で 9 例，コントロール群で 14 例($P<0.048$)でありステロイドパルス療法が有効であることが示された[1]. さらに同グループにより中等度以上の蛋白尿を呈する成人 IgA 腎症患者 86 例を対象とし，再現性の確認のための RCT が行われ，6 年間の観察で先行研究と同様にステロイドパルス療法群では有意に蛋白尿の減少を認め，腎機能悪化の進行を有意に抑制することが示された[2]. さらに先行研究対象患者の長期フォローの結果，血清クレアチニン値が 2 倍以上に上昇を認めたのはステロイドパルス療法群では 2.3 ％であったのに対し，コントロール群では 30.2 ％であった[3].

ステロイドパルス療法とプレドニゾロン内服との有効性の比較において，Katafuchi らは後方視的に 194 例の内服ステロイド群，34 例のステロイドパルス療法群と 474 例の非プレドニゾロン群(抗血小板薬または無投薬)の腎予後について検討した結果，ステロイドパルス療法群において内服ステロイド群に比べ腎機能障害進行抑制効果があることを示した[4]. Laranjinha らは，GFR 50 mL/min/1.73 m^2 以上の成人 IgA 腎症患者で後方視的検討を行い，ステロイドパルス療法群 25 例と内服ステロイド群 14 例を比較したところ，ステロイドパルス療法群はその後の蛋白尿の増加を抑制した[5]. 一方 Kawasaki らは小児 IgA 腎症患者における小規模な後方視的検討で，多剤併用療法群と多剤併用療法＋ステロイドパルス療法群との

比較を行ったところ，蛋白尿減少率に差は認めなかったと報告している[6]．

わが国の IgA 腎症 CKD stage G3 〜 G4 の 1,923 例を対象にした大規模多施設コホート研究でステロイドパルス療法群，内服ステロイド群，ステロイド未使用群の 3 群での比較が行われた[7]．その結果，尿蛋白 / クレアチニン比 1 g/gCr 以上の患者ではステロイドパルス療法群は内服ステロイド群やステロイド未使用群に比較し腎生存率が改善したが，尿蛋白 / クレアチニン比 1 g/gCr 未満の患者や，CKD stageG4 の患者では腎生存率に有意差を認めなかった．

以上のように，組織学的または臨床的重症小児 IgA 腎症患者においてステロイドパルス療法のエビデンスはほとんどなく，有効な可能性があるが，そのエビデンスレベルは限定的である．成人においても，蛋白尿が中等度以上の患者でのみ有効である可能性が示されており，どのような小児 IgA 腎症患者においてステロイドパルス療法を検討すべきかという明確な基準を作成することも今後の課題である．

■■■■■● 文献

1）Pozzi C, Bolasco PG, Fogazzi GB, et al. Corticosteroids in IgA nephropathy: a randomised controlled trial.Lancet 353: 883-887, 1999

2）Locatelli F, Pozzi C, Del Vecchio L, et al. Role of proteinuria reduction in the progression of IgA nephropathy. Ren Fail 23: 495-505, 2001

3）Pozzi C, Andrulli S, Del Vecchio L, et al. Corticosteroid effectiveness in IgA nephropathy: long-term results of a randomized, controlled trial. J Am Soc Nephrol 15: 157-163, 2004

4）Katafuchi R, Ninomiya T, Mizumasa T, et al.The improvement of renal survival with steroid pulse therapy in IgA nephropathy. Nephrol Dial Transplant 23: 3915-3920, 2008

5）Laranjinha I, Matias P, Cassis J, et al. IgA nephropathy - Are intravenous steroid pulses more effective than oral steroids in relapse prevention? Nefrologia 38: 355-360, 2018

6）Kawasaki Y, Hosoya M, Suzuki J, et al. Efficacy of multidrug therapy combined with mizoribine in children with diffuse IgA nephropathy in comparison with multidrug therapy without mizoribine and with methylprednisolone pulse therapy. Am J Nephrol 24: 576-581, 2004

7）Tsunoda R, Usui J, Hoshino J, et al. Corticosteroids pulse therapy and oral corticosteroids therapy for IgA nephropathy patients with advanced chronic kidney disease: results of a multicenter, large-scale, long-term observational cohort study. BMC Nephrol 19: 222, 2018

CQ 7 小児 IgA 腎症患者で組織学的または臨床的重症例においてステロイドパルス療法と口蓋扁桃摘出術の併用は推奨されるか？

ステートメント

❖ 組織学的または臨床的重症小児 IgA 腎症例に対して，ステロイドパルス療法と口蓋扁桃摘出術の併用は，多剤併用療法と同等の効果があるとの報告があり，多剤併用療法施行例で効果が十分でない場合や，反復性扁桃炎を有する患者では治療選択肢として検討してもよい.

推奨グレード 2C

エビデンスの要約

　ステロイドパルス療法と口蓋扁桃摘出術(扁摘)の併用(扁摘パルス療法)は日本発の治療であるため，わが国の成人領域では頻用されているがその有効性を明確に示したエビデンスレベルの高い報告は存在しない. 厚生労働省研究班が 2011 年にランダム化比較試験(randomized control trial：RCT)を行った結果，扁摘パルス療法群において治療開始 1 年での蛋白尿減少率に有意差を認めたが，寛解率に有意差は認めなかった. またその後の同集団における追加の検討で，組織学的，臨床的重症例であれば扁摘パルス療法は有効であることが示された. 一方，小児では多剤併用療法と扁摘パルス療法の有効性を比較した RCT およびその後の長期観察結果において，両群で蛋白尿と組織学的改善効果は同等であることが報告されている. すでにエビデンスの確立した多剤併用療法を上回るメリットは現時点では見出せないが，限られたエビデンスに基づいた結論として，反復性扁桃炎を有する患者を中心に，「治療選択肢として検討してもよい」にとどめることとした.

解説

　IgA 腎症に対する扁摘パルス療法は 2001 年に Hotta らの後方視的検討によりわが国からその有効性が示された治療法であるが，海外であまり行われていないため，前方視的研究は少ない. 扁摘パルス療法に関して議論がある中で，2011 年に厚生労働省進行性腎障害調査研究班により多施設 RCT がわが国で実施された. 対象は 10 歳 〜 69 歳，尿蛋白 1.0 〜 3.5 g/day，血清 Cr ≦ 1.5 mg/dL の IgA 腎症患者で，扁摘パルス療法群 33 例，ステロイドパルス単独群 39 例が割り付けられた. 治療 1 年後の蛋白尿減少率に有意差を認め，さらにロジスティック回帰分析では蛋白尿消失に有意性を認める(オッズ比 2.98, 95% CI 1.01 〜 8.83, $P = 0.049$)ものの，寛解導入率，血尿消失率，腎機能改善効果には統計学的有意差を認めないという結論となった[1]. しかし，この結果は 1 年間での効果判定であり，長期の治療効果ならびに副作用に関しては同集団の追跡報告が望まれる.

　また同一集団において，扁摘パルス療法の効果を扁摘パルス療法群 26 生検，ステロイドパルス単独群 33 生検の病理組織像より，半月体形成や硬化系球体の割合，Oxford 分類(3.

小児 IgA 腎症の病理分類・臨床分類〈p.12〉参照）から解析した報告では，組織学的重症度（H-Grade）2 〜 3，急性期病変 5％以上，慢性病変 20％以上，分節性糸球体硬化あり等の患者においては扁摘パルス療法群の方が蛋白尿消失に関してオッズ比で 4.32 〜 12.1 倍，蛋白尿と血尿の消失に関しては 3.61 〜 8.17 倍の効果を認めた．一方 H-Grade1，急性期病変が 5％未満，慢性病変が 20％未満，分節性糸球体硬化なしでは扁摘パルス療法群とステロイドパルス単独群では蛋白尿や血尿蛋白尿の消失は同等であり[2]，臨床的重症度のみならず組織学的重症度をふまえた治療選択を示唆する結果であった．

　扁摘の適応を耳鼻科医が決定した研究では，55 例中，扁摘の適応とされた 43 例の中で同意が得られた 35 例に扁摘が行われ（扁摘パルス療法群），残りの 20 名にステロイドパルス単独投与が行われた[3]．その結果，蛋白尿の改善率や末期腎不全到達患者数の割合，治療後 IgA 沈着の改善において扁摘パルス療法群で良好な結果であった．すべての IgA 腎症患者に口蓋扁桃を摘出するのではなく，IgA 腎症の患者の中で口蓋扁桃摘出の適応がある者を見極めて扁摘を行うことは有用である可能性が示された．

　扁摘後のステロイドパルス療法の間隔に関しては，後方視的研究において，扁摘後 1 週間後から 1 週間ごとに 3 回連続行った治療群で，扁摘前にステロイドパルス療法を行い，その数か月後に再度ステロイドパルス療法を行った群に比較し，寛解導入率，蛋白尿，血尿消失率が有意に高く[4]，扁摘直後の積極的な治療が有効である可能性も示唆される．

　小児領域のエビデンスとしては，現在の重症小児 IgA 腎症の基本治療である多剤併用療法（プレドニゾロン，ワーファリン，ジピリダモール，ミゾリビン）と扁摘パルス療法の RCT が Kawasaki らにより行われている．15 歳以下の，新規に診断されたびまん性メサンギウム細胞増多性 IgA 腎症の患者 32 例が多剤併用療法群 16 例，扁摘パルス療法群 16 例にランダムに割付けされ，それぞれ 2 年間の治療が行われた．その結果，両群で治療開始時の臨床所見，組織学的重症度に差はなく，治療開始 2 年時の腎生検所見ならびに最終観察時（平均観察期間 36.1 ± 7.9 か月 vs 37.6 ± 8.5 か月）の蛋白尿の程度，血尿の有無，血清アルブミン値，血清クレアチニン値，クレアチニン・クリアランスは両群に差はなく[5]，またその後の長期観察結果においても扁摘パルス療法の効果は多剤併用療法と同等であった[6]．また，全経過中の急性扁桃炎による IgA 腎症の再燃が扁摘パルス療法群では認められないという結果であった．また，Yamada らの後方視的検討において，24 例の臨床的または組織学的重症小児例に扁摘パルス療法が施行された結果，92％ の患者で中央値 2.8 か月で尿蛋白の消失を認めたと報告されているが，比較対象がない後方視的検討でありその解釈は慎重にされるべきである[7]．

　現在，実臨床においては，組織学的または臨床的重症小児 IgA 腎症例において初期治療である多剤併用療法で効果が乏しい症例や感染による肉眼的血尿発作を反復する際に扁摘パルス療法が行われていることが多い．最近発行された KDIGO executive conclusion においては，扁摘パルス療法は反復性扁桃炎を認める患者に限定して施行すべきと結論づけている[8]．有効な治療法である可能性があるが，すでにエビデンスの確立した多剤併用療法に対する有意性を示すエビデンスは存在しない．現時点では特に小児患者におけるエビデンスがほとんど存在せず，また，免疫能が発達段階である小児期において扁摘の適応は成人より慎重に行うべきであり，全身麻酔下の手術追加が本当に必要であるか口蓋扁桃の状態も見極めて行うべきであると思われる．

■■■○文献

1) Kawamura T, Yoshimura M, Miyazaki Y, et al. Special IgA Nephropathy Study Group. A multicenter randomized controlled trial of tonsillectomy combined with steroid pulse therapy in patients with immunoglobulin A nephropathy. Nephrol Dial Transplant 29: 1546-1553, 2014

2) Katafuchi R, Kawamura T, Joh K, et al. IgA nephropathy Study Group in Japan. Pathological sub-analysis of a multicenter randomized controlled trial of tonsillectomy combined with steroid pulse therapy versus steroid pulse monotherapy in patients with immunoglobulin A nephropathy. Clin Exp Nephrol 20: 244-252, 2016

3) Komatsu H, Fujimoto S, Hara S, et al. Effect of tonsillectomy plus steroid pulse therapy on clinical remission of IgA nephropathy: a controlled study. Clin J Am Soc Nephrol 3: 1301-1307,2008

4) Kamei D, Moriyama T, Takei T, et al. Comparison between consecutiveand intermittent steroid pulse therapy combined with tonsillectomy for clinical remission of IgA nephropathy. Clin Exp Nephrol 18: 320-328, 2014

5) Kawasaki Y, Takano K, Suyama K, et al. Efficacy of tonsillectomy pulse therapy versus multiple-drug therapy for IgA nephropathy. Pediatr Nephrol 21: 1701-1706, 2006

6) Kawasaki Y, Maeda R, Kanno S, et al. Comparison of long-term follow-up outcomes between multiple-drugs combination therapy and tonsillectomy pulse therapy for pediatric IgA nephropathy. Clin Exp Nephrol 22: 917-923, 2018

7) Yamada A, Fujinaga S, Sakuraya K, et al. Initial treatment with pulse methylprednisolone followed by short-term prednisolone and tonsillectomy for childhood IgA nephropathy. *Clin Exp Nephrol,* 22: 1143-1149, 2018

8) Floege J, Barbour SJ, Cattran DC, et al. Management and treatment of glomerular diseases (part 1): conclusions from a Kidney Disease: Improving Global Outcomes (KDIGO) Controversies Conference. Kidney Int 95: 268-280, 2019

CQ 8

clinical question

小児IgA腎症患者に運動制限は推奨されるか？

ステートメント

❖ 小児 IgA 腎症患者において一律に運動制限をしないことを推奨する.

推奨グレード 1C

　　小児 IgA 腎症と運動に関連する報告は古瀬らの非ランダム化比較試験(non-randomized control trial：NRCT)のみで，それによると運動制限緩和後の 1 ～ 1.5 年後の腎機能，尿所見，血圧は対照群と比較して増悪がなかったとされている．一方，成人領域では，IgA 腎症患者において運動負荷により一過性に尿蛋白量が増加するとの報告があるが，IgA 腎症患者を含む慢性腎臓病(chronic kidney disease：CKD)患者において，中等度までの運動負荷は尿蛋白量を増加させず，かつ腎機能障害を進行させなかったと報告されている．さらに，運動療法により成人 CKD 患者の最大酸素摂取量および健康関連 QOL(health related quality of life：HRQoL)が改善したとの報告がなされており，運動療法の有益性が示されている．

　　しかしながら，ネフローゼレベルの高度蛋白尿合併例や急激に腎機能が悪化している状態での運動負荷の腎機能への影響に関するエビデンスはほとんどない．従って，運動制限の実施にあたっては個々の患者の病態などからその適応を総合的に判断することが必要である．

1 運動負荷と腎機能障害進行との関連 ································

解説

　小児 IgA 腎症患者を対象にした運動負荷の研究は古瀬らの 1 編のみであった[1]. この研究では IgA 腎症を組織分類に従って軽症群(n=18)と中等症群(n=11)に分け，さらに非 IgA メサンギウム増殖性糸球体腎炎(非 IgA 腎症)群(n=13)を加えて 3 群をそれぞれさらに運動負荷群と対照群に分けて，1 〜 1.5 年後の尿所見，腎機能(クレアチン・クリアランス)，血圧を比較している．運動負荷群は学校保健会の基準を 1 〜 2 段階緩和したものとした．その結果，すべての群において対照群と比べて運動負荷群は尿所見，腎機能，血圧いずれも増悪しなかったと報告している．

　成人領域では Fuiano ら[2]が，IgA 腎症患者において運動負荷後に一過性に尿蛋白量が増加したことを報告している．この研究によると腎機能正常で 1.0 g/day 前後の尿蛋白を有する若年成人 IgA 腎症患者 10 例において，トレッドミル負荷前後での尿蛋白量の推移を検討している．その結果，対照群と比較して運動負荷 60 分後には尿蛋白量が一過性に増加したが，その後 120 分後には負荷前の状態まで改善し，以後も増悪はなかったとしている．

　以上のように，IgA 腎症患者に疾患を限定した場合，運動負荷と腎機能障害進行に関する論文は成人，小児領域ともに非常に乏しかった．そこで，CKD 患者を対象に運動負荷を検討した論文を検索したところ，腎機能障害進行をアウトカムとしたものはランダム化比較試験(randomized control trial：RCT)が 6 編[3〜8]，NRCT6 編[9〜14]，観察研究 3 編[2,15,16]がヒットした．ほとんどの報告は，トレッドミル，サイクリング，あるいはウォーキングなどの中等度の運動負荷を数週間から 1 年間行い，蛋白尿，推定糸球体濾過量(estimated glomerular filtration rate：eGFR)の推移を検討しており，いずれも対照群もしくはベースラインと比較して有意な増悪は認められなかったとしている．その中で腎機能が改善したとの報告が 4 編存在した．Baria ら[3]は，27 名の成人 CKD 男性患者(平均年齢 52.1 歳，BMI 30.4 kg/m^2，eGFR 27.5 mL/min/1.73 m^2)を施設管理による運動群，自宅管理による運動群，対照群の 3 群に無作為に割り付けて 12 週間観察した．その結果，運動群では平均血圧の低下および eGFR の改善が有意にみられたと報告している．また，Pechter ら[9]は平均蛋白尿 1 g/day，平均 GFR 60 mL/min/1.73 m^2 の成人 CKD 患者 26 名を軽度の有酸素運動 30 分間，週 2 回行う運動群と，対照群に分け，12 週間観察した．その結果，運動群では血圧低下，蛋白尿改善，糸球体濾過量(glomerular filtration rate：GFR)増加が認められたと報告している．Pechter ら[10]はその後これらの患者を 10 年間追跡(追跡可能だったのは運動群 7 名，対照群 9 名)して報告しているが，この報告によると，運動群では透析や死亡患者はいなかったが，対照群では維持透析になった者が 2 名，死亡した者が 3 名であったとしている．さらに，Toyama ら[11]も心血管疾患合併の成人 CKD 患者 19 名を運動群と対照群の 2 群に分け，12 週後の eGFR を比較しているが，この報告においても運動群は有意に eGFR が改善したとしている．

2 運動療法の有益性 ································

　CKD 患者に対する運動負荷後の有用性をアウトカムとした論文を検索したところ，メタアナリシスが 2 編[17,18]，RCT9 編[19〜27]，NRCT が 1 編[28]，観察研究 2 編[29,30]がヒットした．このうち Heiwa ら[17]の報告は成人 CKD stage G1 〜 G5 患者(透析，移植後も含む)を対象とした論文のメタアナリシスで，それによると週 3 回，30 分以上の運動は運動耐容能，筋力，HRQoL を有意に向上させるとしている．また，Yang ら[18]の報告も成人 CKD 患者対象の論

文のメタアナリシスであるが，彼らも中等度の運動負荷は成人CKD患者の最大酸素摂取量を増加させると報告しており，いずれの報告も運動の有益性を報告しているが，これらの研究では腎機能障害についての言及はなかった．

以上のように成人領域ではIgA腎症を含むCKD患者を対象として運動負荷のRCTが少数であるが存在し，いずれも腎機能障害を進行させなかったと報告している一方で，運動負荷群において身体機能の向上やHRQoLの改善が報告されている．しかし，腎機能障害進行をアウトカムとした研究のメタアナリシスは存在せず，いずれのRCTも症例数が少なく，観察期間も短いためエビデンスとしては不十分といわざるを得ない．さらに，小児領域に関しては日本の古瀬らによるNRCT1編のみしか存在しない[1]．したがって，小児IgA腎症患者に対してはおもに成人領域のRCTの結果を参考にして，エビデンスの強さを「C」とした．また，小児領域の報告がほとんどない状況ではあるものの，運動制限の必要性はないことがすでに実臨床において広く知られている現状から，推奨の強さは「1」とした．

以上のことから，本ガイドラインでは，小児IgA腎症患者において一律に運動制限を行わないことを提案する．一方でネフローゼレベルの高度蛋白尿合併例や急速進行性腎炎症候群の状態での運動負荷の影響に関するエビデンスはほとんどないため，運動制限の実施にあたっては，画一的に可否を論じるのではなく，個々の患者の病態などからその適応を総合的に判断することが必要である．

■■■◯ 参考にした二次資料

a) Harris D,Thomas M, Johnson D, et al. Caring for Australasians with Renal Impairment (CARI). The CARI guidelines. Prevention of progression of kidney disease. Nephrology (Carlton) Suppl 1:S2-S197, 2006

b) 丸山彰一(監), 厚生労働科学研究費補助金難治性疾患等政策研究事業(難治性疾患政策研究事業)難治性腎疾患に関する調査研究班(編). エビデンスに基づくIgA腎症診療ガイドライン2017. 東京医学社：2017

■■■◯ 文献

1) 古瀬昭夫，牛嶋正，寺嶋隆則，他．運動負荷の小児慢性腎炎に及ぼす影響．日本腎臓学会誌11：1081-1087, 1991

2) Fuiano G, Mancuso D, Cianfrone P, et al. Can young adult patients with proteinuric IgA nephropathy perform physical exercise? Am J Kidney Dis 44: 257-263, 2004

3) Baria F, Kamimura MA, Aoike DT, et al. Randomized controlled trial to evaluate the impact of aerobic exercise on visceral fat in overweight chronic kidney disease patients. Nephrol Dial Transplant 29: 857-864, 2014

4) Hiraki K, Shibagaki Y, Izawa KP, et al. Effects of home-based exercise on pre-dialysis chronic kidney disease patients: a randomized pilot and feasibility trial. BMC Nephrol 18: 198, 2017

5) Watson EL, Greening NJ, Viana JL, et al. Progressive resistance exercise training in CKD: a feasibility study. Am J Kidney Dis 66: 249-257, 2015

6) Eidemak I, Haaber AB, Feldt-Rasmussen B, et al. Exercise training and the progression of chronic renal failure. Nephron 75: 36-40, 1997

7) Leehey DJ, Moinuddin I, Bast JP, et al. Aerobic exercise in obese diabetic patients with chronic kidney disease: a randomized and controlled pilot study. Cardiovasc Diabetol 8: 62, 2009

8) Greenwood SA, Koufaki P, Mercer TH, et al. Effect of exercise training on estimated GFR, vascular health, and cardiorespiratory fitness in patients with CKD: a pilot randomized controlled trial. Am J Kidney Dis 65: 425-434, 2015

9) Pechter U, Ots M, Mesikepp S, et al. Beneficial effects of water-based exercise in patients with chronic kidney disease. Int J Rehabil Res 26: 153-156, 2003

10) Pechter U, Raag M, Ots-Rosenberg M. Regular aquatic exercise for chronic kidney disease patients: a 10-year follow-up study. Int J Rehabil Res 37: 251-255, 2014

11) Toyama K, Sugiyama S, Oka H, et al. Exercise therapy correlates with improving renal function through modifying lipid metabolism in patients with cardiovascular disease and chronic kidney disease. J Cardiol 56: 142-146, 2010

12) Kosmadakis GC, John SG, Clapp EL, et al. Benefits of regular walking exercise in advanced pre-dialysis chronic kidney disease. Nephrol Dial Transplant 27: 997-1004, 2012

13) Castaneda C, Grossi L, Dwyer J. Potential benefits of resistance exercise training on nutritional status in renal failure. J Ren Nutr 8: 2-10, 1998

14) Clyne N, Ekholm J, Jogestrand T, et al. Effects of exercise training in predialytic uremic patients. Nephron 59: 84-89, 1991

15) Hamada M, Yasuda Y, Kato S, et al. The effectiveness and safety of modest exercise in Japanese patients with chronic kidney disease: a single-armed interventional study. Clin Exp Nephrol 20: 204-211, 2016.

16) Boyce ML, Robergs RA, Avasthi PS, et al. Exercise training by individuals with predialysis renal failure: cardiorespiratory endurance, hypertension, and renal function. Am J Kidney Dis 30: 180-192, 1997

17) Heiwe S, Jacobson SH. Exercise training in adults with CKD: a systematic review and meta-analysis. Am J Kidney Dis 64: 383-393, 2014

18) Yang H, Wu X, Wang M. Exercise affects Cardiopulmonary function in patients with chronic kidney disease: a meta-analysis. Biomed Res Int 2017: 6405797, 2017.

19) Rossi AP, Burris DD, Lucas FL, et al. Effects of a renal rehabilitation exercise program in patients with CKD: a randomized, controlled trial. Clin J Am Soc Nephrol 9: 2052-2058, 2014

20) Aoike DT, Baria F, Kamimura MA, et al. Home-based versus center-based aerobic exercise on cardiopulmonary performance, physical function, quality of life and quality of sleep of overweight patients with chronic kidney disease. Clin Exp Nephrol 22: 87-98, 2018

21) Balakrishnan VS, Rao M, Menon V, et al. Resistance training increases muscle mitochondrial biogenesis in patients with chronic kidney disease. Clin J Am Soc Nephrol 5: 996-1002, 2010

22) Howden EJ, Coombes JS, Strand H, et al. Exercise training in CKD: efficacy, adherence, and safety. Am J Kidney Dis 65: 583-591, 2015

23) Headley S, Germain M, Wood R, et al. Short-term aerobic exercise and vascular function in CKD stage 3: a randomized controlled trial. Am J Kidney Dis 64: 222-229, 2014.

24) Van Craenenbroeck AH, Van Craenenbroeck EM, Van Ackeren K, et al. Effect of moderate aerobic exercise training on endothelial function and arterial stiffness in CKD stages 3-4: a randomized controlled trial. Am J Kidney Dis 66: 285-296, 2015

25) Tang Q, Yang B, Fan F, et al. Effects of individualized exercise program on physical function, psychological dimensions, and health-related quality of life in patients with chronic kidney disease: A randomized controlled trial in China. Int J Nurs Pract, [Epub ahead of print], 2017

26) Castaneda C, Gordon PL, Parker RC, et al. Resistance training to reduce the malnutrition-inflammation complex syndrome of chronic kidney disease. Am J Kidney Dis 43: 607-616, 2004

27) Mustata S, Groeneveld S, Davidson W, et al. Effects of exercise training on physical impairment, arterial stiffness and health-related quality of life in patients with chronic kidney disease: a pilot study. Int Urol Nephrol 43: 1133-1141, 2011

28) Taverner D, Craig K, Mackay I, et al. Effects of exercise on renal function in patients with moderate impairment of renal function compared to normal men. Nephron 57: 288-292, 1991

29) Greenwood SA, Lindup H, Taylor K, et al. Evaluation of a pragmatic exercise rehabilitation programme in chronic kidney disease. Nephrol Dial Transplant 27 (Suppl 3): iii126- iii134, 2012

30) Beetham KS, Howden EJ, Krishnasamy R, et al. Feasibility of higher intensity exercise in patients with chronic kidney disease. J Sports Med Phys Fitness 58: 127-134, 2018

CQ 9

小児 IgA 腎症患者に食事制限は推奨されるか？

ステートメント

❖ **小児 IgA 腎症患者に対する食事制限は行わないことを推奨する**
> 推奨グレード 1C

エビデンスの要約

　IgA 腎症患者において，成人および小児のいずれも，食塩摂取制限やたんぱく質摂取制限の有効性を示す明確なエビデンスは存在しない．食塩摂取制限は，成人 CKD 患者において，その血圧低下や尿蛋白減少効果が報告されており，血圧や尿蛋白が予後に関連する IgA 腎症において有効である可能性が指摘されている．たんぱく質摂取制限については，成人 CKD 患者の末期腎不全と死亡のリスクを減少させるとする報告がある一方で，腎機能低下速度を抑制することはできないとの報告もあり，成人 IgA 腎症患者に画一的なたんぱく質摂取制限は推奨されていない．

　小児 IgA 腎症患者を対象として食事制限の有効性を検討した研究は皆無である．食事指導は，画一的な指針に則って行うのではなく，個々の患者の病態に即して行う．すなわち，食塩摂取制限は高血圧や浮腫を認める場合に，また，たんぱく質摂取制限は，腎機能低下が進行し高尿素血症や高リン血症，代謝性アシドーシスなどが管理不能となった場合に考慮する．

解説

1 食塩摂取制限 ···

　小児 IgA 腎症患者において，食塩摂取制限の有効性を検討した研究はない．成人 IgA 腎症患者では，その有効性を示す直接的なエビデンスは存在しないが，CKD 患者においては，食塩摂取制限による血圧低下[1~5]や尿蛋白減少[2~7]が報告されている．血圧や尿蛋白量は IgA 腎症の予後に関連しており，食塩摂取制限が IgA 腎症患者においても有効である可能性が示唆される．

　一方小児 CKD 患者では，食塩摂取制限による腎予後改善のエビデンスはない．そうした研究が乏しいこともあるが，小児 CKD の原因疾患の多くが低形成・異形成腎などの先天性腎尿路異常（congenital anomalies of the kidney and urinary tract：CAKUT）であることとも関連する．低形成・異形成腎は塩類喪失型の腎機能障害であり，治療として食塩を補充することもまれではない．IgA 腎症とは全く異なる病態を多く含む小児 CKD での研究結果を，そのまま IgA 腎症の治療に当てはめることはできない．

　そのため，小児 IgA 腎症患者に対する食塩摂取制限は，個々の患者の病態に即して検討する必要がある．急性期にネフローゼレベルの高度蛋白尿と浮腫を認めるようであれば，ネ

表1 日本人の食事摂取基準（2020年版）食塩の推奨量（g/day）

性別	男性	女性
年齢		
0 〜 5（月）	―	―
6 〜 11（月）	―	―
1 〜 2（歳）	（3.0 未満）	（3.0 未満）
3 〜 5（歳）	（3.5 未満）	（3.5 未満）
6 〜 7（歳）	（4.5 未満）	（4.5 未満）
8 〜 9（歳）	（5.0 未満）	（5.0 未満）
10 〜 11（歳）	（6.0 未満）	（6.0 未満）
12 〜 14（歳）	（7.0 未満）	（6.5 未満）
15 〜 17（歳）	（7.5 未満）	（6.5 未満）

〔厚生労働省．日本人の食事摂取基準（2020年版）www.mhlw.go.jp/stf/seisakunitsuite/bunya/kenkou_iryou/kenkou_eiyou/syokuji_kijun.html より〕

フローゼ症候群に準じた食塩摂取制限を行い，寛解に至れば速やかに解除する．小児IgA腎症では，一般的には高血圧や腎機能低下を認めないケースが多く，その場合には食塩摂取制限を行うメリットは現時点では認められていない．薬物治療にて寛解に至らず，腎機能低下や高血圧を認めるような場合には，食塩摂取制限を考慮する．小児CKDにおける高血圧は成人同様，CKD進行や心血管疾患（cardiovascular disease：CVD）発症のリスクである．小児においても食塩摂取と血圧上昇には関連があることが指摘されており，Heらの18歳未満の小児を対象としたメタアナリシスによると，十分な食塩摂取制限により収縮期血圧，拡張期血圧とも有意に低下したとされる[8]．CKD stageの進行した小児IgA腎症患者においては，食塩摂取制限を含めた血圧管理が腎機能障害の進行を抑制する可能性がある．一般論として，厚生労働省の提示する食塩摂取推奨量は遵守すべきと考えられる（表1）．

2 たんぱく質摂取制限

　小児IgA腎症患者において，たんぱく質摂取制限の有効性を検討した研究はない．成人においても，IgA腎症患者のみを対象とした，たんぱく質摂取制限の有効性を検討した前向き研究はなく，エビデンスに乏しい．

　成人CKD患者を対象としたたんぱく質摂取制限の有効性に関する研究は多く，たんぱく質摂取制限は，末期腎不全と死亡のリスクを減少するとされる[9]．一方で，腎機能低下速度を抑制する効果には乏しいとの報告[10]や，高度なたんぱく質摂取制限は死亡のリスクを増大させるとの報告[11]もある．また，たんぱく質摂取制限はその遂行が困難とされ[12〜13]，管理栄養士の介入が望ましいとの報告[14]もある．2018年のコクランレビューでも，高度なたんぱく質摂取制限は，末期腎不全への進行を遅らせる可能性があるが，制限に伴う有害事象やQOLの低下について更なる検討が必要とし，たんぱく質摂取制限の推奨には至っていない[15]．

　小児CKD患者では，たんぱく質摂取制限による腎機能低下進行抑制効果は認められていない．Wingenらは小児CKD患者を対象としたランダム化比較試験（randomized control trial：RCT）で，たんぱく質摂取を1日0.8 〜 1.1 g/kgに制限しても，3年間でのクレアテニン・ク

表2 日本人の食事摂取基準（2020年版）たんぱく質の推奨量および目安量（g/day）

性別	男性		女性	
年齢	推奨量	目安量	推奨量	目安量
0〜5（月）	―	10	―	10
6〜8（月）	―	15	―	15
9〜11（月）	―	25	―	25
1〜2（歳）	20	―	20	―
3〜5（歳）	25	―	25	―
6〜7（歳）	30	―	30	―
8〜9（歳）	40	―	40	―
10〜11（歳）	45	―	50	―
12〜14（歳）	60	―	55	―
15〜17（歳）	65	―	55	―

〔厚生労働省．日本人の食事摂取基準（2020年版）www.mhlw.go.jp/stf/seisakunitsuite/bunya/kenkou_iryou/kenkou/eiyou/syokuji_kijun.html より〕

リアランス低下速度は対照群と比較して変わらなかったと報告している[16]．2007年のコクランレビューでも，腎死および腎機能低下に対する抑制効果はなかったとしている[17]．小児に対するたんぱく質摂取制限が成長障害をきたす可能性があるとする報告があるが[18]，否定的な報告もあり[19,20]，見解は一定していない．しかし，たんぱく質摂取制限により成長障害をきたす可能性を否定できず，またその有効性も認められていない現状では，一律に小児CKD患者に対してたんぱく質摂取制限を行うべきではない．

　小児IgA腎症患者に対して，腎機能低下のない状況でたんぱく質摂取制限を行う有用性は現時点ではない．日本人の食事摂取基準を目安に，適切な量の摂取を図る（表2）．一方，CKD stageが進行して，高尿素血症や高リン血症，代謝性アシドーシスなどがみられるようになった場合には，患者ごとに，管理栄養士のもと適切なたんぱく質摂取量を検討する必要がある．

　以上から本ガイドラインでは，小児IgA腎症患者において一律に食事制限を行うべきではなく，個々の患者ごとに，浮腫や高血圧，腎機能障害の有無・程度を評価し，適切な食事指導を行うことを推奨する．

■■■○ 参考にした二次資料

a）Harris D, Thomas M, Johnson D, et al. Caring for Australasians with Renal Impairment (CARI). The CARI guidelines. Prevention of progression of kidney disease. Nephrology (Carlton) Suppl 1: S2-S197, 2006

b）日本腎臓学会（編）．エビデンスに基づくCKD診療ガイドライン2018．東京医学社：2018

c）丸山彰一（監），厚生労働科学研究費補助金難治性疾患等政策研究事業（難治性疾患政策研究事業）難治性腎疾患に関する調査研究班（編）．エビデンスに基づくIgA腎症診療ガイドライン2017．東京医学社：2017

d）日本腎臓学会・日本小児腎臓病学会（監）・厚生労働省難治性疾患克服研究事業難治性腎疾患に関する調査研究班（編）．思春期・青年期の患者のためのCKD診療ガイド．東京医学社：2016

e）日本腎臓学会（編）．慢性腎臓病に対する食事療法基準2014年版．東京医学社：2014

f）厚生労働省．日本人の食事摂取基準（2020年版）．www.mhlw.go.jp/stf/seisakunitsuite/bunya/kenkou_iryou/kenkou/eiyou/syokuji_kijyun.html

■━━━○文献

1）de Brito-Ashurst I, Perry L, Sanders TA, et al. The role of salt intake and salt sensitivity in the management of hypertension in South Asian people with chronic kidney disease. a randomised controlled trial. Heart 99: 1256-1260, 2013

2）McMahon EJ, Bauer JD, Hawley CM, et al. A randomized trial of dietary sodium restriction in CKD. J Am Soc Nephrol 24: 2096-2103, 2013

3）Campbell KL, Johnson DW, Bauer JD, et al. A randomized trial of sodium-restriction on kidney function, fluid volume and adipokines in CKD patients. BMC Nephrol 15: 57, 2014

4）Kwakernaak AJ, Krikken JA, Binnenmars SH, et al. Holland Nephrology Study (HONEST)Group. Effects of sodium restriction and hydrochlorothiazide on RAAS blockade efficacy in diabetic nephropathy: a randomised clinical trial. Lancet Diabetes Endocrinol 2: 385-395, 2014

5）Meuleman Y, Hoekstra T, Dekker FW, et al. Sodium Restriction in Patients With CKD: A Randomized Controlled Trial of Self-management Support. Am J Kidney Dis 69: 576 586, 2017

6）Hwang JH, Chin HJ, Kim S, et al. Effects of intensive low-salt diet education on albuminuria among nondiabetic patients with hypertension treated with olmesartan: a single-blinded randomized, controlled trial. Clin J Am Soc Nephrol 9: 2059-2069, 2014

7）D'Elia L, Rossi G, Schiano di Cola M, et al. Meta-Analysis of the Effect of Dietary Sodium Restriction with or without Concomitant Renin-Angiotensin-Aldosterone System-Inhibiting Treatment on Albuminuria. Clin J Am Soc Nephrol 10: 1542-1552, 2015

8）He FJ, MacGregor GA. Importance of salt in determining blood pressure in children: meta-analysis of controlled trials. Hypertension 48: 861-869, 2006

9）Pedrini MT, Levey AS, Lau J, et al. The effect of dietary protein restriction on the progression of diabetic and nondiabetic renal diseases: a meta-analysis. Ann Intern Med 124: 627-632, 1996

10）Kasiske BL, Lakatua JD, Ma JZ, et al. A meta-analysis of the effects of dietary protein restriction on the rate of decline in renal function. Am J Kidney Dis 31: 954-961, 1998

11）Menon V, Kopple JD, Wang X, et al. Effect of a very low-protein diet on outcomes: long-term follow-up of the Modification of Diet in Renal Disease (MDRD) Study. Am J Kidney Dis 53: 208-217, 2009

12）Koya D, Haneda M, Inomata S, et al. Low-Protein Diet Study Group. Long-term effect of modification of dietary protein intake on the progression of diabetic nephropathy: a randomised controlled trial. Diabetologia 52: 2037-2045, 2009

13）Cianciaruso B, Pota A, Bellizzi V, et al. Effect of a low- versus moderate-protein diet on progression of CKD: follow-up of a randomized controlled trial. Am J Kidney Dis 54: 1052-1061, 2009

14）Paes-Barreto JG, Silva MI, Qureshi AR, et al. Can renal nutrition education improve adherence to a low-protein diet in patients with stages 3 to 5 chronic kidney disease? J Ren Nutr 23: 164-171, 2013

15）Hahn D, Hodson EM, Fouque D. Low protein diets for non-diabetic adults with chronic kidney disease. Cochrane Database Syst Rev 10: CD001892, 2018

16）Wingen AM, Fabian-Bach C, Schaefer F, et al. Randomised multicentre study of a low-protein diet on the progression of chronic renal failure in children. European Study Group of Nutritional Treatment of Chronic Renal Failure in Childhood. Lancet 349: 1117-1123, 1997

17）Chaturvedi S, Jones C.Protein restriction for children with chronic renal failure. Cochrane Database Syst Rev 4: CD006863, 2007

18）Uauy RD, Hogg RJ, Brewer ED, et al. Dietary protein and growth in infants with chronic renal insufficiency: a report from the Southwest Pediatric Nephrology Study Group and the University of California, San Francisco. Pediatr Nephrol 8: 45-50, 1994

19）Jureidini KF, Hogg RJ, van Renen MJ, et al. Evaluation of long-term aggressive dietary management of chronic renal failure in children. Pediatr Nephrol 4: 1-10, 1990

20）Sahpazova E, Kuzmanovska D, Todorovska L, et al. Nutritional status, protein intake and progression of renal failure in children. Pediatr Nephrol 21: 1879-1883, 2006

CQ 10 小児 IgA 腎症患者に対して成人後は成人診療科への移行が推奨されるか？

ステートメント

❖ 小児 IgA 腎症患者が成人した際には成人診療科への転科を推奨する.

推奨グレード 1C

エビデンスの要約

成人疾患や妊娠・出産など小児科では対応が難しい問題があり，成人後は成人診療科への移行が適当と考えられる．成人診療科への転科に際しては準備と評価を十分に行い，病状が安定し社会的・心理的にも安定して自己管理ができる時期を選ぶ必要がある．また移行プログラムを用いて多職種と連携して進めていくことを推奨する.

解説

1 小児慢性腎臓病の移行医療について

International Society of Nephrology (ISN) と International Pediatric Nephrology Association (IPNA)は 2011 年に小児 CKD 患者における移行医療について共同声明を発表した[1]．成人診療科への移行に際しては，サポートに携わる専門医，専門看護師，心理士，ソーシャルワーカー等によるチームを作り，成人診療科と協力しながら進めることが望ましいとしている．また準備と評価を十分に行い，学校教育終了後で精神的にも発達し，症状や心理的に安定して自己管理ができる時期を選ぶことを強調している．さらに小児科と成人診療科側に transition champion である移行プログラムを熟知した医師を置き，各科との調整を行い，多職種と協力して移行を進めることを推奨している.

国内では日本腎臓学会と日本小児腎臓病学会から 2015 年に「小児慢性腎臓病患者における移行医療についての提言」が発表され[2]，2016 年には「思春期・青年期の患者のための CKD 診療ガイド」が作成された[3]．IgA 腎症を含めた思春期・青年期の CKD 患者が成人発症の疾患や妊娠・出産の問題に対応でき，就学や就職の面でも自立できるよう成人診療科への転科を推奨している．また，ここでも転科には十分な準備を行い，社会的・心理的に安定した適切な時期を選ぶ必要があると指摘している.

2 小児期発症の慢性腎臓病の移行の現状

Hattori らは小児期発症の慢性腎疾患患者について，2014 年にアンケートによる移行医療の全国調査を行った[4]．回答のあった 101 の小児医療施設のうち移行プログラムを有するのは 4 施設，移行コーディネーターを有するのは 3 施設のみであった．107 の成人医療施設では移行プログラムを有する施設はなく，移行コーディネーターを有していたのは 1 施設のみであった．佐古らは 2017 年に前述の提言と診療ガイドの認知度，理解度，および活用度に

ついてアンケート調査を行った[5]．その結果，認知度は提言，診療ガイドとも高かったが，理解度に関しては移行プログラムが行う支援・教育内容について知っていると回答した割合が日本腎臓学会評議員では 97 名中 38 名（39.2％），日本小児腎臓病学会代議員では 101 名中 73 名（72.3％）であった．診療ガイドの活用度は日本腎臓学会評議員では 33.8％，日本小児腎臓病学会代議員で 47.0％と低い現状であり，移行プログラムを実施するチームが備わっている施設は両学会ともごくわずかであった．移行医療について，より一層の周知と小児期発症 CKD のそれぞれの特徴を考慮した実践的な移行医療ガイドや移行医療支援ツールを整備することが必要である．

3 小児科と成人診療科との医療における違い

Watson は総説の中で，家族も含めた診療と個人を主とした診療，心理的サポートについて，患者数，待ち時間，医療費などについて，小児と成人の施設では違いがあることを述べている[6]．また治療においても，小児では病理組織の重症度が治療方針に反映されるが，成人では尿蛋白の程度と CKD stage によって治療内容が決定される．さらに口蓋扁桃摘出術（扁摘）＋ステロイドパルス療法（扁摘パルス療法）の導入においても，成人では積極的に導入する傾向にあるが，小児では慎重論が多い[7]．このような小児科と成人診療科の違いについて，十分に説明し納得してもらうことが必要である．

4 まとめ

小児 IgA 腎症患者の年齢が上がるとともに小児科では対応困難な問題も多くなり，患者，家族とも十分に理解し準備ができた段階で成人診療科へ転科するのが適切であると考えられる．したがってエビデンスレベルの高い研究成果は存在しないが，小児期発症の IgA 腎症患者に対する成人後の成人診療科の移行は強く推奨されると判断した．

文献

1) Watson AR, Harden P, Ferris M, et al. Transition from pediatric to adult renal services: a consensus statement by the International Society of Nephrology (ISN) and the International Pediatric Nephrology Association (IPNA). Pediatr Nephrol 26: 1753-1757, 2011

2) 松尾清一，本田雅敬，岡田浩一，他．平成 26 年度厚生労働科学研究費補助金難治性疾患等政策（難治性疾患政策）研究事業「難治性腎疾患に関する調査研究」診療ガイドライン分科会トランジション WG．小児慢性腎臓病患者における移行医療についての提言　思春期・若年成人に適切な医療を提供するために．日本小児腎臓病学会雑誌 28：209-221, 2015

3) 丸山彰一，成田一衛，本田雅敬，他．日本腎臓学会，日本小児腎臓病学会（監），厚生労働省難治性疾患克服研究事業難治性腎疾患に関する調査研究班（編）．思春期・青年期の患者のための CKD 診療ガイド 2016．日本腎臓学会誌 58：1095-1233, 2016

4) Hattori M, Iwano M, Sako M, et al. Transition of adolescent and young adult patients with childhood-onset chronic kidney disease from pediatric to adult renal services: a nationwide survey in Japan. Clin Exp Nephrol 20: 918-925, 2016

5) 佐古まゆみ，三浦健一郎，芦田　明，他．「小児慢性腎臓病患者における移行医療についての提言」と「思春期・青年期の患者のためのCKD 診療ガイド」の認知度，理解度，活用度に関するアンケート調査の報告．日本腎臓学会誌 60：972-977，2018

6) Watson AR: Problems and pitfalls of transition from paediatric to adult renal care. Pediatr Nephrol 20: 113-117, 2005

7) 丸山彰一（監），厚生労働科学研究費補助金難治性疾患等政策研究事業（難治性疾患政策研究事業）難治性腎疾患に関する調査研究班（編）．エビデンスに基づく IgA 腎症診療ガイドライン 2017．東京医学社：2017

PubMed 検索式および検索件数

CQ1 　小児 IgA 腎症患者にレニン・アンジオテンシン系（RA 系）阻害薬を使用することが推奨されるか？

検索日：2018 年 11 月 30 日（金）

No.	検索式	検索件数
#01	"Glomerulonephritis, IGA/drug therapy"[Mesh] AND ("Angiotensin-Converting Enzyme Inhibitors"[Mesh] OR "Angiotensin-Converting Enzyme Inhibitors"[PA])	167
#02	"Glomerulonephritis, IGA"[Mesh] AND "Angiotensin-Converting Enzyme Inhibitors/therapeutic use"[Mesh]	182
#03	("IgA nephropathy"[TIAB] OR "IgA nephropathies"[TIAB] OR "IgA nephritis"[TIAB] OR "IgA type nephritis"[TIAB] OR "IgA glomerulonephritis"[TIAB] OR "immunoglobulin a nephropathy"[TIAB] OR Berger's Disease*[TIAB] OR Bergers Disease*[TIAB] OR Berger Disease*[TIAB]) AND ("ACE"[TIAB] OR " ACEI"[TIAB] OR angiotensin-converting enzyme inhibitor*[TIAB] OR ARB[TIAB] OR Angiotensin receptor blocker *[TIAB] OR Kininase II Antagonist*[TIAB] OR Kininase II Inhibitor*[TIAB] OR Angiotensin I Converting Enzyme Inhibitor*[TIAB] OR Angiotensin Converting Enzyme Antagonist*[TIAB])	301
#04	#1 OR #2 OR #3	405
#05	#4 AND 2000:2018[DP]	327
#06	#5 AND (JAPANESE[LA] OR ENGLISH[LA])	294
#07	#6 AND ("Meta-Analysis"[PT] OR "meta-analysis"[TIAB])	13
#08	#6 AND ("Cochrane Database Syst Rev"[TA] OR "systematic review"[TIAB])	3
#09	#6 AND ("Practice Guideline"[PT] OR "Practice Guidelines as Topic"[Mesh] OR "Consensus"[Mesh] OR "Consensus Development Conferences as Topic"[Mesh] OR "Consensus Development Conference"[PT] OR guideline*[TI] OR consensus[TI])	3
#10	#7 OR #8 OR #9	16
#11	#6 AND ("Randomized Controlled Trial"[PT] OR "Randomized Controlled Trials as Topic"[Mesh] OR (random*[TIAB] NOT medline[SB]))	62
#12	#6 AND ("Clinical Study"[PT] OR "Clinical Studies as Topic"[Mesh] OR ((clinical trial*[TIAB] OR case control*[TIAB] OR case comparison*[TIAB] OR observational stud*[TIAB]) NOT medline[SB]))	82
#13	#6 AND ("Epidemiologic Studies"[Mesh] OR "Epidemiologic Research Design"[Mesh] OR "Comparative Study"[PT] OR "Multicenter Study"[PT] OR ((cohort*[TIAB] OR comparative stud*[TIAB] OR follow-up stud*[TIAB]) NOT medline[SB]))	126
#14	(#11 OR #12 OR #13) NOT #10	147
#15	"Glomerulonephritis, IGA"[Mesh] AND "Remission, Spontaneous"[Mesh]	15
#16	("IgA nephropathy"[TIAB] OR "IgA nephropathies"[TIAB] OR "IgA nephritis"[TIAB] OR "IgA type nephritis"[TIAB] OR "IgA glomerulonephritis"[TIAB] OR "immunoglobulin a nephropathy"[TIAB] OR Berger's Disease*[TIAB] OR Bergers Disease*[TIAB] OR Berger Disease*[TIAB]) AND Spontaneous Remission*[TIAB]	16
#17	#15 OR #16	23
#18	#17 AND 2000:2018[DP]	13
#19	#18 AND (JAPANESE[LA] OR ENGLISH[LA])	13
#20	#19 NOT (#10 OR #14)	12

CQ2 小児 IgA 腎症患者で組織学的および臨床的軽症例においてステロイド薬（＋免疫抑制薬）を使用することが推奨されるか？

CQ4 小児 IgA 腎症患者で組織学的または臨床的重症例においてステロイド薬を使用することが推奨されるか？

検索日：2018 年 11 月 30 日（金）

No.	検索式	検索件数
#01	"Glomerulonephritis, IGA/drug therapy"[Mesh] AND ("Steroids"[Mesh] OR "Adrenal Cortex Hormones"[Mesh])	388
#02	"Glomerulonephritis, IGA"[Mesh] AND ("Steroids/therapeutic use"[Mesh] OR "Adrenal Cortex Hormones/therapeutic use"[Mesh])	544
#03	("IgA nephropathy"[TIAB] OR "IgA nephropathies"[TIAB] OR "IgA nephritis"[TIAB] OR "IgA type nephritis"[TIAB] OR "IgA glomerulonephritis"[TIAB] OR "immunoglobulin a nephropathy"[TIAB] OR Berger's Disease*[TIAB] OR Bergers Disease*[TIAB] OR Berger Disease*[TIAB]) AND (steroid*[TIAB] OR corticosteroid*[TIAB] OR glucocorticoid*[TIAB] OR adrenal cortex hormone*[TIAB] OR prednisolone*[TIAB] OR prednisone*[TIAB])	834
#04	#1 OR #2 OR #3	1,045
#05	#4 AND 2000:2018[DP]	819
#06	#5 AND (JAPANESE[LA] OR ENGLISH[LA])	747
#07	#6 AND ("Meta-Analysis"[PT] OR "meta-analysis"[TIAB])	26
#08	#6 AND ("Cochrane Database Syst Rev"[TA] OR "systematic review"[TIAB])	8
#09	#6 AND ("Practice Guideline"[PT] OR "Practice Guidelines as Topic"[Mesh] OR "Consensus"[Mesh] OR "Consensus Development Conferences as Topic"[Mesh] OR "Consensus Development Conference"[PT] OR guideline*[TI] OR consensus[TI])	8
#10	#7 OR #8 OR #9	36
#11	#6 AND ("Randomized Controlled Trial"[PT] OR "Randomized Controlled Trials as Topic"[Mesh] OR (random*[TIAB] NOT medline[SB]))	86
#12	#6 AND ("Clinical Study"[PT] OR "Clinical Studies as Topic"[Mesh] OR ((clinical trial*[TIAB] OR case control*[TIAB] OR case comparison*[TIAB] OR observational stud*[TIAB]) NOT medline[SB]))	129
#13	(#11 OR #12) NOT #10	121
#14	#6 AND ("Epidemiologic Studies"[Mesh] OR "Epidemiologic Research Design"[Mesh] OR "Comparative Study"[PT] OR "Multicenter Study"[PT] OR ((cohort*[TIAB] OR comparative stud*[TIAB] OR follow-up stud*[TIAB]) NOT medline[SB]))	280
#15	#14 NOT (#10 OR #13)	199

CQ3 小児 IgA 腎症患者で組織学的および臨床的軽症例において口蓋扁桃摘出術（＋ステロイドパルス療法）が推奨されるか？

CQ7 小児 IgA 腎症患者で組織学的または臨床的重症例においてステロイドパルス療法と口蓋扁桃摘出術の併用は推奨されるか？

検索日：2018 年 12 月 1 日（土）

No.	検索式	検索件数
#01	"Glomerulonephritis, IGA/therapy"[Mesh] AND "Tonsillectomy"[Mesh]	147
#02	("IgA nephropathy"[TIAB] OR "IgA nephropathies"[TIAB] OR "IgA nephritis"[TIAB] OR "IgA type nephritis"[TIAB] OR "IgA glomerulonephritis"[TIAB] OR "immunoglobulin a nephropathy"[TIAB] OR Berger's Disease*[TIAB] OR Bergers Disease*[TIAB] OR Berger Disease*[TIAB]) AND Tonsillectom*[TIAB]	219
#03	#1 OR #2	237
#04	#3 AND 2000:2018[DP]	200
#05	#4 AND (JAPANESE[LA] OR ENGLISH[LA])	192
#06	#5 AND ("Meta-Analysis"[PT] OR "meta-analysis"[TIAB])	8
#07	#5 AND ("Cochrane Database Syst Rev"[TA] OR "systematic review"[TIAB])	3
#08	#5 AND ("Practice Guideline"[PT] OR "Practice Guidelines as Topic"[Mesh] OR "Consensus"[Mesh] OR "Consensus Development Conferences as Topic"[Mesh] OR "Consensus Development Conference"[PT] OR guideline*[TI] OR consensus[TI])	4
#09	#6 OR #7 OR #8	13
#10	#5 AND ("Randomized Controlled Trial"[PT] OR "Randomized Controlled Trials as Topic"[Mesh] OR (random*[TIAB] NOT medline[SB]))	12
#11	#5 AND ("Clinical Study"[PT] OR "Clinical Studies as Topic"[Mesh] OR ((clinical trial*[TIAB] OR case control*[TIAB] OR case comparison*[TIAB] OR observational stud*[TIAB]) NOT medline[SB]))	21
#12	(#10 OR #11) NOT #9	19
#13	#5 AND ("Epidemiologic Studies"[Mesh] OR "Epidemiologic Research Design"[Mesh] OR "Comparative Study"[PT] OR "Multicenter Study"[PT] OR ((cohort*[TIAB] OR comparative stud*[TIAB] OR follow-up*[TIAB]) NOT medline[SB]))	83
#14	#13 NOT (#9 OR #12)	69

CQ5 小児 IgA 腎症患者で組織学的または臨床的重症例においてステロイド薬および免疫抑制薬等による多剤
併用療法が推奨されるか？

検索日：2018 年 12 月 1 日(土)

No.	検索式	検索件数
#01	"Glomerulonephritis, IGA/therapy"[Mesh] AND ("Drug Therapy, Combination"[Mesh] OR "Antineoplastic Combined Chemotherapy Protocols"[Mesh] OR "Drug Combinations"[Mesh] OR "Drug Synergism"[Mesh])	207
#02	("IgA nephropathy"[TIAB] OR "IgA nephropathies"[TIAB] OR "IgA nephritis"[TIAB] OR "IgA type nephritis"[TIAB] OR "IgA glomerulonephritis"[TIAB] OR "immunoglobulin a nephropathy"[TIAB] OR Berger's Disease*[TIAB] OR Bergers Disease*[TIAB] OR Berger Disease*[TIAB]) AND (combination*[TIAB] OR multidrug*[TIAB] OR combined[TIAB]) AND (therapy[TIAB] OR therapeutic*[TIAB] OR treatment*[TIAB] OR chemotherapy[TIAB])	305
#03	#1 OR #2	424
#04	#3 AND 1999:2018[DP]	371
#05	#4 AND (JAPANESE[LA] OR ENGLISH[LA])	334
#06	#5 AND ("Meta-Analysis"[PT] OR "meta-analysis"[TIAB])	13
#07	#5 AND ("Cochrane Database Syst Rev"[TA] OR "systematic review"[TIAB])	6
#08	#5 AND ("Practice Guideline"[PT] OR "Practice Guidelines as Topic"[Mesh] OR "Consensus"[Mesh] OR "Consensus Development Conferences as Topic"[Mesh] OR "Consensus Development Conference"[PT] OR guideline*[TI] OR consensus[TI])	3
#09	#6 OR #7 OR #8	18
#10	#5 AND ("Randomized Controlled Trial"[PT] OR "Randomized Controlled Trials as Topic"[Mesh] OR (random*[TIAB] NOT medline[SB]))	75
#11	#5 AND ("Clinical Study"[PT] OR "Clinical Studies as Topic"[Mesh] OR ((clinical trial*[TIAB] OR case control*[TIAB] OR case comparison*[TIAB] OR observational stud*[TIAB]) NOT medline[SB]))	106
#12	(#10 OR #11) NOT #9	98
#13	#5 AND ("Epidemiologic Studies"[Mesh] OR "Epidemiologic Research Design"[Mesh] OR "Comparative Study"[PT] OR "Multicenter Study"[PT] OR ((cohort*[TIAB] OR comparative stud*[TIAB] OR follow-up*[TIAB]) NOT medline[SB]))	168
#14	#13 NOT (#9 OR #12)	97

CQ6　小児 IgA 腎症患者で組織学的または臨床的重症例においてステロイドパルス療法は推奨されるか？

検索日：2018 年 12 月 1 日（土）

No.	検索式	検索件数
#01	"Glomerulonephritis, IGA/therapy"[Mesh] AND "Pulse Therapy, Drug"[Mesh] AND ("Steroids"[Mesh] OR "Glucocorticoids"[Mesh])	47
#02	("IgA nephropathy"[TIAB] OR "IgA nephropathies"[TIAB] OR "IgA nephritis"[TIAB] OR "IgA type nephritis"[TIAB] OR "IgA glomerulonephritis"[TIAB] OR "immunoglobulin a nephropathy"[TIAB] OR Berger's Disease*[TIAB] OR Bergers Disease*[TIAB] OR Berger Disease*[TIAB]) AND Pulse Therap*[TIAB] AND (Steroid[TIAB] OR Steroids[TIAB] OR Methylprednisolone*[TIAB] OR Glucocorticoid*[TIAB])	117
#03	#1 OR #2	129
#04	#3 AND 1999:2018[DP]	120
#05	#4 AND (JAPANESE[LA] OR ENGLISH[LA])	118
#06	#5 AND ("Meta-Analysis"[PT] OR "meta-analysis"[TIAB])	3
#07	#5 AND ("Cochrane Database Syst Rev"[TA] OR "systematic review"[TIAB])	0
#08	#5 AND ("Practice Guideline"[PT] OR "Practice Guidelines as Topic"[Mesh] OR "Consensus"[Mesh] OR "Consensus Development Conferences as Topic"[Mesh] OR "Consensus Development Conference"[PT] OR guideline*[TI] OR consensus[TI])	1
#09	#6 OR #7 OR #8	4
#10	#5 AND ("Randomized Controlled Trial"[PT] OR "Randomized Controlled Trials as Topic"[Mesh] OR (random*[TIAB] NOT medline[SB]))	9
#11	#5 AND ("Clinical Study"[PT] OR "Clinical Studies as Topic"[Mesh] OR ((clinical trial*[TIAB] OR case control*[TIAB] OR case comparison*[TIAB] OR observational stud*[TIAB]) NOT medline[SB]))	17
#12	(#10 OR #11) NOT #9	16
#13	#5 AND ("Epidemiologic Studies"[Mesh] OR "Epidemiologic Research Design"[Mesh] OR "Comparative Study"[PT] OR "Multicenter Study"[PT] OR ((cohort*[TIAB] OR comparative stud*[TIAB] OR follow-up*[TIAB]) NOT medline[SB]))	63
#14	#13 NOT (#9 OR #12)	48

CQ8　小児 IgA 腎症患者に運動制限は推奨されるか？

検索日：2018 年 12 月 2 日（日）

No.	検索式	検索件数
#01	"Glomerulonephritis, IGA"[Mesh] AND ("Exercise"[Mesh] OR "Exercise Therapy"[Mesh] OR "Exercise Tolerance"[Mesh] OR "Sports"[Mesh] OR "Bed Rest"[Mesh] OR "Rest"[Mesh])	7
#02	"Renal Insufficiency, Chronic/therapy"[Mesh] AND ("Exercise"[Mesh] OR "Exercise Therapy"[Mesh] OR "Exercise Tolerance"[Mesh] OR "Sports"[Mesh] OR "Bed Rest"[Mesh] OR "Rest"[Mesh])	603
#03	("IgA nephropathy"[TIAB] OR "IgA nephropathies"[TIAB] OR "IgA nephritis"[TIAB] OR "IgA type nephritis"[TIAB] OR "IgA glomerulonephritis"[TIAB] OR "immunoglobulin a nephropathy"[TIAB] OR Berger's Disease*[TIAB] OR Bergers Disease*[TIAB] OR Berger Disease*[TIAB]) AND (Exercise*[TIAB] OR Sport*[TIAB] OR rest[TIAB])	30
#04	#1 OR #2 OR #3	636
#05	#4 AND 1999:2018[DP]	532
#06	#5 AND (JAPANESE[LA] OR ENGLISH[LA])	503
#07	#6 AND ("Meta-Analysis"[PT] OR "meta-analysis"[TIAB])	10
#08	#6 AND ("Cochrane Database Syst Rev"[TA] OR "systematic review"[TIAB])	9
#09	#6 AND ("Practice Guideline"[PT] OR "Practice Guidelines as Topic"[Mesh] OR "Consensus"[Mesh] OR "Consensus Development Conferences as Topic"[Mesh] OR "Consensus Development Conference"[PT] OR guideline*[TI] OR consensus[TI])	16
#10	#7 OR #8 OR #9	28
#11	#6 AND ("Randomized Controlled Trial"[PT] OR "Randomized Controlled Trials as Topic"[Mesh] OR (random*[TIAB] NOT medline[SB]))	125
#12	#6 AND ("Clinical Study"[PT] OR "Clinical Studies as Topic"[Mesh] OR ((clinical trial*[TIAB] OR case control*[TIAB] OR case comparison*[TIAB] OR observational stud*[TIAB]) NOT medline[SB]))	173
#13	(#11 OR #12) NOT #10	164
#14	#6 AND ("Epidemiologic Studies"[Mesh] OR "Epidemiologic Research Design"[Mesh] OR "Comparative Study"[PT] OR "Multicenter Study"[PT] OR ((cohort*[TIAB] OR comparative stud*[TIAB] OR follow-up*[TIAB]) NOT medline[SB]))	183
#15	#14 NOT (#10 OR #13)	101

CQ9　小児 IgA 腎症患者に食事制限は推奨されるか？

検索日：2018 年 12 月 1 日（土）

No.	検索式	検索件数
#01	"Glomerulonephritis, IGA"[Mesh] AND ("Fasting"[Mesh] OR "Nutrition Therapy"[Mesh] OR "Sodium, Dietary"[Mesh])	17
#02	("IgA nephropathy"[TIAB] OR "IgA nephropathies"[TIAB] OR "IgA nephritis"[TIAB] OR "IgA type nephritis"[TIAB] OR "IgA glomerulonephritis"[TIAB] OR "immunoglobulin a nephropathy"[TIAB] OR Berger's Disease*[TIAB] OR Bergers Disease*[TIAB] OR Berger Disease*[TIAB]) AND (diet[TIAB] OR dietary[TIAB] OR sodium[TIAB] OR salt[TIAB])	232
#03	#1 OR #2	240
#04	#3 AND 1999:2018[DP]	124
#05	#4 AND (JAPANESE[LA] OR ENGLISH[LA])	123
#06	#5 AND ("Meta-Analysis"[PT] OR "meta-analysis"[TIAB])	0
#07	#5 AND ("Cochrane Database Syst Rev"[TA] OR "systematic review"[TIAB])	1
#08	#5 AND ("Practice Guideline"[PT] OR "Practice Guidelines as Topic"[Mesh] OR "Consensus"[Mesh] OR "Consensus Development Conferences as Topic"[Mesh] OR "Consensus Development Conference"[PT] OR guideline*[TI] OR consensus[TI])	2
#09	#6 OR #7 OR #8	3
#10	#5 AND ("Randomized Controlled Trial"[PT] OR "Randomized Controlled Trials as Topic"[Mesh] OR (random*[TIAB] NOT medline[SB]))	7
#11	#5 AND ("Clinical Study"[PT] OR "Clinical Studies as Topic"[Mesh] OR ((clinical trial*[TIAB] OR case control*[TIAB] OR case comparison*[TIAB] OR observational stud*[TIAB]) NOT medline[SB]))	12
#12	(#10 OR #11) NOT #9	13
#13	#5 AND ("Epidemiologic Studies"[Mesh] OR "Epidemiologic Research Design"[Mesh] OR "Comparative Study"[PT] OR "Multicenter Study"[PT] OR ((cohort*[TIAB] OR comparative stud*[TIAB] OR follow-up*[TIAB]) NOT medline[SB]))	32
#14	#13 NOT (#9 OR #12)	26

CQ10 小児 IgA 腎症患者に対して成人後は成人診療科への移行が推奨されるか？

検索日：2018 年 12 月 1 日(土)

No.	検索式	検索件数
#01	"Kidney Diseases/therapy"[Majr] AND ("Transition to Adult Care"[Mesh] OR ("Continuity of Patient Care"[Mesh] AND (transition*[TIAB] OR transfer*[TIAB])))	88
#02	("IgA nephropathy"[TIAB] OR "IgA nephropathies"[TIAB] OR "IgA nephritis"[TIAB] OR "IgA type nephritis"[TIAB] OR "IgA glomerulonephritis"[TIAB] OR "immunoglobulin a nephropathy"[TIAB] OR Berger's Disease*[TIAB] OR Bergers Disease*[TIAB] OR Berger Disease*[TIAB]) AND Transition*[TIAB]	30
#03	#1 OR #2	117
#04	#3 AND 1999:2018[DP]	111
#05	#4 AND (JAPANESE[LA] OR ENGLISH[LA])	109
#06	#5 AND ("Meta-Analysis"[PT] OR "meta-analysis"[TIAB])	0
#07	#5 AND ("Cochrane Database Syst Rev"[TA] OR "systematic review"[TIAB])	0
#08	#5 AND ("Practice Guideline"[PT] OR "Practice Guidelines as Topic"[Mesh] OR "Consensus"[Mesh] OR "Consensus Development Conferences as Topic"[Mesh] OR "Consensus Development Conference"[PT] OR guideline*[TI] OR consensus[TI])	2
#09	#5 AND ("Review"[PT] OR (review[TIAB] NOT medline[SB]))	24
#10	#8 OR #9	25
#11	#5 AND ("Randomized Controlled Trial"[PT] OR "Randomized Controlled Trials as Topic"[Mesh] OR (random*[TIAB] NOT medline[SB]))	4
#12	#5 AND ("Clinical Study"[PT] OR "Clinical Studies as Topic"[Mesh] OR ((clinical trial*[TIAB] OR case control*[TIAB] OR case comparison*[TIAB] OR observational stud*[TIAB]) NOT medline[SB]))	8
#13	(#11 OR #12) NOT #10	8
#14	#5 AND ("Epidemiologic Studies"[Mesh] OR "Epidemiologic Research Design"[Mesh] OR "Comparative Study"[PT] OR "Multicenter Study"[PT] OR ((cohort*[TIAB] OR comparative stud*[TIAB] OR follow-up*[TIAB]) NOT medline[SB]))	32
#15	#14 NOT (#10 OR #13)	25

索引

和文

あ行

アザチオプリン　23, 39, 41, 42
アンジオテンシン II　32
アンジオテンシン受容体拮抗薬
　（ARB）　22, 32, 37
アンジオテンシン変換酵素（ACE）阻
　害薬　10, 21, 32, 37, 39
移行　28, 56, 65
移行医療　26, 56
移行期支援　27
移行コーディネーター　56
移行プログラム　26, 56
ウォーキング　49
運動制限　48, 63
運動負荷　48
運動療法　48, 49

か行

家族性 IgA 腎症　17
学校検尿　4, 14, 19, 20
ガラクトース欠損 IgA1　2
間質線維化　8, 14, 20
管理栄養士　53
急性期病変　21
急性腎障害　22
急速進行性腎炎症候群　16, 23, 50
軽度蛋白尿　8, 15, 33
健康関連 QOL　48
口蓋扁桃摘出　35
口蓋扁桃摘出術　9, 19, 23, 27, 37,
　46, 57, 60
硬化糸球体　39, 40, 46
硬化糸球体率　42
抗凝固薬　41
抗血小板薬　41, 44
高度蛋白尿　5, 7, 9, 14, 15, 21, 32
高リスク群　14

さ行

サイクリング　49
再生検　24
糸球体硬化　9, 41, 42
糸球体内圧　32
糸球体濾過量　9, 49
シクロフォスファミド　23
思春期　26, 56
自然寛解　8
自然治癒　7
疾患感受性遺伝子　17
ジピリダモール　23, 38, 39, 42, 47
重症度分類　12, 20
食塩摂取推奨量　53
食塩摂取制限　52
食事指導　52
食事制限　52, 64
腎生検　5, 12, 20, 40
腎生検レジストリー　7
腎生存率　8, 33, 35, 41, 45
推定糸球体濾過量　33, 49
ステロイド　12, 22, 23, 38
ステロイドパルス療法　9, 19, 23,
　27, 37, 44, 46, 57, 60, 62
ステロイド薬　8, 22, 34, 35, 39, 40,
　41, 42, 59, 61
成人診療科　26, 56, 65
成長障害　54
セルフケア能力　28
先天性腎尿路異常　26, 52
巣状　14, 16
巣状メサンギウム細胞増多　9, 10,
　15, 33
組織学的重症度分類　12, 20

た行

多剤併用療法　9, 19, 22, 35, 38, 39,
　41, 44, 46, 47

多職種　56
たんぱく質摂取制限　52
蛋白尿　4, 14, 44, 46
蛋白尿減少　10, 41, 44
蛋白尿減少効果　33, 37, 39
蛋白尿減少率　44, 46
中等リスク群　14
長期腎生存率　7
長期的腎予後　34
超高リスク群　14
低アルブミン血症　10
低リスク群　14
転院　27
転科　26, 28, 56
糖鎖不全 IgA1　2
トレッドミル　49

な行

肉眼的血尿　5, 7, 35
日本人の食事摂取基準　54
尿蛋白　52
尿蛋白量　48
ネフローゼ症候群　6, 9, 23, 26, 33,
　52

は行

半月体形成　5, 9, 15
半月体形成比率　14, 23
反復性扁桃炎　47
びまん性　14, 16, 21
びまん性メサンギウム細胞増多　9,
　40, 41, 47
病理組織分類　12
非ランダム化比較試験　48
プレドニゾロン　23, 33, 39, 42, 47
ベナゼプリル　32
ヘパリン　42
扁摘　9, 19, 27, 37, 46, 57

欧文

小児IgA腎症診療ガイドライン2020

2020年5月8日　初版第1刷発行

ISBN978-4-7878-2441-7

編　　　集	一般社団法人　日本小児腎臓病学会
発 行 者	藤実彰一
発 行 所	株式会社　診断と治療社
	〒100-0014　東京都千代田区永田町2-14-2　山王グランドビル4階
	TEL:03-3580-2750(編集)　03-3580-2770(営業)
	FAX:03-3580-2776
	E-mail:hen@shindan.co.jp(編集)
	eigyobu@shindan.co.jp(営業)
	URL:http://www.shindan.co.jp/
印刷・製本	広研印刷 株式会社